Osvaldo Sponzilli e Enza Carifi

Lavaggio emozionale REM®

Alla scoperta delle proprie emozioni
attraverso il respiro e la consapevolezza del corpo

EDIZIONI MEDITERRANEE

Foto e illustrazioni di Laura Sponzilli

ISBN 88-272-1737-1

"Respira e sai che sei vivo
Respira e sai che tutto ti aiuta
Respira e sai che pure il fiore respira
Respira per te stesso e respiri per il mondo
Inspira compassione ed espira gioia

Respira e sii uno con l'aria che respiri
Respira e sii uno col fiume che scorre
Respira e sii uno col fuoco che arde
Respira e interrompi il pensiero di nascita e morte
Respira e vedi che l'impermanenza è vita

Respira per la gioia di essere stabile e calmo
Respira per il dolore che scivola via
Respira per rinnovare ogni cellula del tuo sangue
Respira per rinnovare le profondità della coscienza
Respira e prendi dimore nel qui e ora
Respira e ciò che tocchi sarà nuovo e reale"

Annabel Laity

Indice

Introduzione

di Osvaldo Sponzilli

La mia storia e la nascita del Lavaggio Emozionale Rem

La mia formazione di medico inizia negli anni della contestazione giovanile del XX secolo, il '68. Negli anni Settanta conosco e inizio lo studio della medicina cinese e dell'agopuntura guidato da tre grandi maestri: l'italiano Giuseppe Leoni, il francese Jean Bossy e l'austriaco Johannes Bischko. Successivamente sono affascinato da un'altra disciplina affine all'agopuntura: l'auricoloterapia e dal suo scopritore, il francese Paul Nogier. È in quel periodo che gradualmente la mia concezione del mondo e dell'essere umano cambiano da una visione organicistica a una olistica. Ad arricchire tutto questo subentra lo studio dell'omeopatia che intraprendo con Antonio Negro, caposcuola dell'omeopatia italiana, Tommaso Pablo Paschero, caposcuola dell'omeopatia argentina e Giovanna Baratta neuropsichiatra omeopata.

Comincio fin da allora a cercare in ogni squilibrio organico la sua motivazione psichica ed emozionale, mi avvicino così alla scuola di medicina psicosomatica, alla sofroterapia, all'ipnosi e alla psicoanalisi junghiana a cui mi sottopongo per alcuni anni. Di lì a breve ho l'incarico di docente nella scuola di medicina psicosomatica dell'Università la Sapienza di Roma. Contemporaneamente insegno l'auricoloterapia all'Università dell'Aquila.

Conosco successivamente la reflessologia plantare e in particolare M.L. Pocek, una reflessologa capace di attivare reazioni emozionali e vissuti inconsci rimossi semplicemente toccando punti del piede. Poiché l'auricoloterapia e la reflessologia auricolare sono in buona parte simili alla reflessologia plantare provo a lavorare sulle emozioni attraverso questa metodica con ottimi risultati. Fondo allora i due insegnamenti di reflessologia plantare della Pocek con il mio e iniziamo un cammino comune, coadiuvati successivamente da un nostro allievo Angelo Luciani. È a quest'ultimo che si deve l'origine dell'acronimo REM (reflessologia emozionale, respiro emozionale, riequilibrio emozionale).

L'arricchimento del cammino 'emozionale' avviene successivamente attraverso la conoscenza di nozioni di bioenergetica, della terapia quantistica di Deepak Chopra, della psicomagia di Alejandro Jodorowsky e la frequentazione dei gruppi sciamanici di Maurizio Dina attraverso i quali approdo a un'altra disciplina lo Jhi shin do, un insieme di agopressione cinese e bioenergetica, nata negli USA. Come direttore della collana "Iniziazione" delle Edizioni Mediterranee conosco il rappresentante dello Jin Shin Do in Italia, Pier Luigi Duina, e promuovo la traduzione del primo libro in lingua italiana sull'argomento.

I punti di trattamento REM auricolari, plantari e cranici si arricchiscono di punti di agopuntura e bioenergetici.

Conosco successivamente Nader Butto attraverso i suoi libri, che leggo in forma di manoscritti ancora prima della loro pubblicazione, e poi successivamente di persona e frequento i suoi seminari. Il lavaggio energetico da lui insegnato nel secondo livello racchiude alcuni elementi di terapia emozionale REM sperimentata negli anni precedenti, nonché elementi di bioenergetica e di respirazione. Intuisco l'enorme importanza del respiro in tutti i blocchi emozionali e cerco di approfondire questo aspetto: è a questo punto che conosco Enza Carifi e il rebirthing.

Dalle nostre esperienze comuni, e da ulteriori approfondimenti in PNL ed in EMDR, nasce il LER (lavaggio emozionale REM) una tecnica di crescita globale psico-spirituale: un vero e proprio cammino evolutivo che si realizza in una serie di sedute e di pratiche individuali e/o collettive.

Attualmente il marchio REM registrato nell'UE comprende la reflessologia emozionale, le tecniche di respiro emozionale, il riequilibrio emozionale e il lavaggio emozionale LER. I trattamenti nei vari settori di tecnica REM vengono effettuati, da insegnanti abilitati all'utilizzo del marchio, mediante sedute individuali e gruppi di crescita personale.

Ringraziamenti

Ringraziamo tutti coloro che hanno collaborato alla realizzazione di questo libro: per la revisione dei testi Maria Pia Picca e Ida Barabbino, per le foto e le illustrazioni la fotografa e illustratrice Laura Sponzilli, per le immagini fotografiche Raffaella Mercuri e Marilena Di Cristofano.

Ringraziamo inoltre tutti i nostri maestri, senza i quali non saremmo approdati a queste conoscenze: Giovanna Baratta, Pino Bartalotta, Johannes Bischko, Nader Butto, Maurizio Dina, Patrice Ellequain, Giuseppe Leoni, Bob Mandel, Antonio Negro, Maria Nieddu, Paul Nogier, Tommaso Pablo Paschero, Maria Lauretana Pocek, Sondra Ray, Giorgio Roffino e Beatriz Santos.

"Tutto ciò che si manifesta intona un unico canto
ed è quello della vacuità e della pienezza.
Noi percepiamo il mondo dei fenomeni e della coscienza,
della luce e del buio che si rivelano
in una danza dove non esiste separazione".

Jack Kornfield

1. *Realtà e sogno*

Dal concepimento alla nascita viviamo in un mondo acquatico ricevendo attraverso il sangue del cordone ombelicale nutrimento e ossigeno. Solo subito dopo la nascita il cordone ombelicale viene reciso e siamo costretti con gran dolore e paura a espandere i polmoni per farvi penetrare aria.

Probabilmente questo è il cambiamento più drammatico che possa avvenire nella vita di un essere umano. È qui che comincia a strutturarsi gradualmente l'illusoria bolla della percezione: la coscienza al fine di autoconoscersi crea l'idea dell'Io o Ego, da cui emergono due ulteriori situazioni illusorie:

- il dualismo primario: divisione tra soggetto e oggetto;
- il dualismo secondario: concetto di spazio e di tempo.

La divisione tra soggetto e oggetto avviene in maniera automatica per la necessità di porre un confine alla propria identità o personalità.

Un ulteriore confine, sempre illusorio, è quello dello spazio/tempo creato dalla coscienza per far sembrare realistico il sogno (la ruota delle apparenze); le cose, infatti, per accedere alla percezione hanno bisogno di essere viste attraverso una forma (spazio) e una persistenza nel tempo.

Spazio e oggetti costituiscono quindi un concetto unitario, in quanto gli oggetti non esisterebbero se non fossero delimitati da uno spazio. Lo stesso corpo fisico non esisterebbe senza il concetto di spazio. Altrettanto può dirsi del tempo: senza l'esistenza degli oggetti e del loro perdurare nella percezione, il tempo non avrebbe significato. La conclusione è che spazio/tempo/oggetti sono una sola cosa.

Il bambino fino a tre anni non ha nessuna cognizione del tempo lineare, conosce solo il tempo momentaneo, che è il tempo reale: l'adesso. Solo successivamente verrà catturato dal mondo del sogno ed emergeranno i concetti di tempo e di spazio e quindi subentrerà l'idea della morte.

Ma dove avviene la costruzione del sogno?

Nella coscienza. È qui che si struttura il mondo fenomenico, è qui che appaiono e vengono percepiti gli oggetti grazie al concetto di spazio/tempo.

Il perfezionamento del sogno è nel convincersi che spazio e oggetti siano fuori dai nostri confini. Nasce il mondo delle apparenze. Il coinvolgimento in questo mondo illusorio è tale che passiamo la vita a difendere i nostri confini e a relazionarci orizzontalmente con gli oggetti creati dalla nostra percezione.

Oltre al problema con lo spazio l'Ego si relaziona con un'altra realtà illusoria: il tempo. La coscienza nel suo delirio percettivo non riesce a valutare come reale l'adesso, l'attimo fuggente, e quindi si lega al passato e al futuro entrambi irreali e illusori.

Quello che percepiamo come un problema del presente se viene esaminato con distacco e con assenza di giudizio, come se ci si osservasse dall'esterno, deriva da ansie future o da frustrazioni o sensi di colpa provenienti dal passato.

Il passato è solo la somma di ricordi della nostra interpretazione della percezione; ricordi che cambiano nel tempo senza che ce ne rendiamo conto. Il futuro è invece qualcosa a cui accediamo solo nel momento che diviene presente o passato. Solo il presente è presenza conscia, tutto il resto è astrazione; infatti il tempo lineare può essere concepito solo in base agli eventi a cui è collegato.

Per accedere all'illusione del tempo, l'Ego ha creato la convinzione dell'esistenza della memoria. Siamo convinti che la memoria contenga immagini reali di un passato reale. In realtà ciò è falso poiché la nostra consapevolezza è dell'immagine del passato nella memoria del momento presente. L'unica vera percezione possibile è quella di esistere nel qui e ora. Tutte le esperienze esistono solo nel presente.

L'Ego se non si distacca da se stesso non riesce a rendersi conto che spazio e tempo sono illusori, perché i pensieri procedono in modo lineare, uno dopo l'altro dando l'illusione dell'estensione e della durata. Il tempo lineare si materializza quindi attraverso la successione di pensieri e concetti. Da qui l'impressione che tutto si manifesti al di là del confine del nostro Ego, mentre in realtà esiste solo come sogno nella bolla della percezione.

Questa bolla in cui siamo immersi dalla nascita alla morte è un mondo di apparenze. In esso tutto è valutabile col giudizio, tutto sembra esistere in virtù del suo opposto: chiaro-oscuro, buono-cattivo, amaro-dolce, maschio-femmina.

Anche gli eventi naturali ci portano a questa categorizzazione per opposti; così al giorno si contrappone la notte, all'inspirazione l'espirazione, alla sistole o contrazione cardiaca la diastole o dilatazione.

In questo porsi da un lato o dall'altro, sfugge il concetto di Unità per cui il giorno e la notte altro non sono se non illusorie fasi della misura del tempo, che insieme costituiscono l'Unità.

Considerare l'una o l'altra delle due fasi porta a una 'falsa conoscenza' e lega l'essere umano a un mondo di sogno e di 'percezioni illusorie': la ruota delle apparenze degli orientali.

Questa è la premessa necessaria alla sofferenza del genere umano. Legarsi al giudizio e alla relatività del mondo polare (yin-yang per gli orientali) allontana dalla realtà e dal mondo della conoscenza.

La vera realtà è custodita nell'angolo più remoto del nostro essere ed è legata al Sé, al mondo dell'Unità, alla Potenzialità Pura, al Campo Unificato. Questa dimensione, l'unica che permette la conoscenza, può essere definita come 'Superco-scienza'. È qui che entriamo in contatto col divino che non è estraneo a noi, ma fa parte di noi.

La conoscenza è la verità: non ha opposti, non ha inizio né fine, semplicemente è.

La percezione nasce nella mente ed appartiene al mondo del tempo, del cambiamento, dell'inizio e della fine. È basata sull'interpretazione, non sui fatti, è il mondo della nascita e della morte, basato sul credere nella scarsità, nella perdita, nella separazione e nella morte.

La mente attraverso lo strumento della percezione crede negli opposti ed in volontà separate perennemente in conflitto le une con le altre e con il mondo dell'Unità.

Ciò che la percezione vede e sente sembra essere reale perché permette di portare alla consapevolezza solo ciò che è conforme ai desideri di chi percepisce. Ciò porta ad un mondo d'illusioni, un mondo che ha bisogno di costanti difese proprio perché non è reale.

Quando si è attratti e catturati dal mondo della percezione si è intrappolati in un sogno, in cui tutto è legato ai riferimenti esterni.

La vera essenza della natura dell'uomo è la potenzialità pura, è il mondo dell'Unità.

Qui vi è coscienza pura, in cui si manifestano creatività infinita e possibilità illimitate.

La vera scoperta di noi stessi e della nostra 'Essenza' permette di realizzare qualsiasi desiderio.

Noi siamo infatti espressione di un campo energetico, che è quello dell'Unità, dell'Assoluto, della Potenzialità Pura. Questo campo unitario in cui siamo immersi e di cui siamo espressione non è separato da noi come la nostra mente ci vorrebbe far credere, ma fa parte di noi, è il nostro Sé. Il Sé è il nostro riferimento interno (figura 1).

Abbiamo fin qui gettato le basi d'insieme di due mondi, quello dell'Unità, della Conoscenza, del Sé e quindi della vera realtà legato al riferimento interno e quello del mondo materiale, polare, della percezione e del sogno legato al riferimento esterno.

Tutti proveniamo dal mondo dell'Unità, ma nel momento che scegliamo dei genitori per incarnarci ed entriamo nel nostro concepimento intraprendiamo una vita acquatica che durerà nove mesi. Già all'atto del concepimento abbandoniamo il mondo dell'Unità per relazionarci con lo yin e lo yang dell'ovulo e dello spermatozoo di mamma e papà e qui per poco ricostituiamo un'unità nello zigote o ovulo fecondato. Ci aspetteranno nove mesi di quiete e di protezione dove le leggi del mondo dell'Unità continueranno ad informare il primitivo zigote e la sua successiva divisione, dove ogni cellula sa come differenziarsi nel tempo e nello spazio. Senza quest'energia informativa non sarebbe possibile lo sviluppo di un essere armonico e perfetto così come si presenta al momento del parto.

Durante i nove mesi il bambino vive in simbiosi fisica con la madre e ne recepisce le emozioni: entra così nelle percezioni polari della madre. Ma nonostante le eventuali esperienze negative possibili in questa fase una gran sicurezza fisica per-

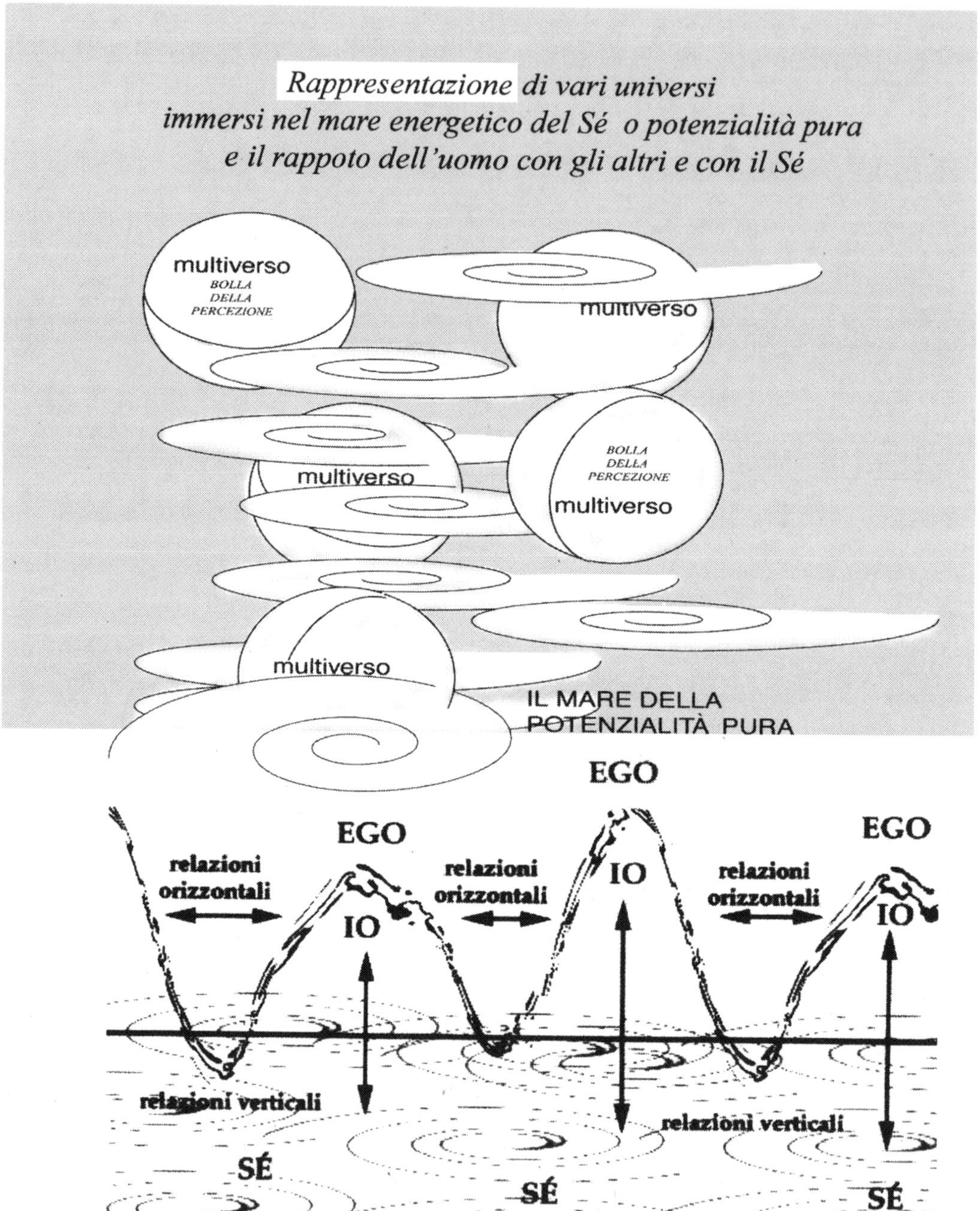

Fig. 1 - Riferimento interno ed esterno: i multiversi e le onde dell'Io.

mane: il cordone ombelicale; attraverso esso il feto riceve tutto, alimentazione e ossigeno per il sangue e le cellule. Ed ecco il momento del parto dove un gran cambiamento sta per avvenire. La paura del cambiamento prende il sopravvento, poi la recisione del cordone ombelicale e il primo respiro. Ed è qui che si ha la vera immersione nel mondo polare. Il mondo del sogno viene da qui in poi caratterizzato e condizionato dalla paura che blocca le emozioni e rende scoordinato il ritmo respiratorio.

La vita extra-uterina di ogni essere umano comincia con il primo respiro; esso è l'affermazione individuale del diritto all'esistenza e all'autonomia: è il nostro legame con il macrocosmo. Con il primo respiro entriamo in sintonia con il respiro del cosmo, ed è in questo preciso istante che si determina la qualità del nostro tempo di nascita.

"L'energia segue la mente dove questa la conduce".

2. L'uomo e l'energia

Da quanto abbiamo visto il mondo della polarità è costantemente informato dal mondo dell'Unità: quindi non si tratta di un 'dualismo' vero e proprio, poiché le infinite coppie di opposti fenomenici traggono sempre origine dalla proprietà bipolare posseduta da altrettante 'Unità'. Ciò vuol dire che i poli opposti di qualsiasi fenomeno unitario sono fra loro interdipendenti e complementari. Ogni fenomeno è quindi composto sempre da tre elementi: una Unità o Monade che si presenta al mondo fenomenico attraverso la percezione illusoria di due facce.

Le due facce percettive della realtà sono state denominate dagli orientali yin e yang: esse rappresentano ciò che è relativo nei confronti del loro punto di partenza dal quale emerge l'Assoluto ovvero la Stabilità, la Conoscenza.

L'uomo non riesce a vedere l'Assoluto con i sensi ordinari, perché con la mente può solo accedere al piano fenomenico della percezione.

Il mondo fenomenico è in continuo movimento. Il fenomeno vitale inizia infatti col primo movimento inspiratorio centripeto del neonato e dopo un incessante succedersi di atti respiratori centripeti e centrifughi (yang e yin) termina con l'ultima espirazione centrifuga: la morte.

Tutto quindi nell'universo percettivo si manifesta come movimento di espansione e contrazione. Materia ed energia sono la stessa cosa a livelli di condensazione diversi: la materia è energia densa, compressa, mentre l'energia sottile è l'espressione più qualitativa ed impalpabile dell'energia.

L'universo nella sua espressione di energia e informazione è un gigantesco ologramma per cui ogni parte di esso rappresenta il tutto. L'intero universo è contenuto all'interno di un singolo atomo. Nel microcosmo dell'atomo gli elettroni girano intorno al nucleo come nel macrocosmo i pianeti girano intorno al sole.

Secondo le *Agama*: "*Ogni uomo è un universo, ogni corpo è un microcosmo che incarna tutte le forme di vita individuale e le configurazioni geografiche del creato, dalla più bassa alla più alta*".

Se osserviamo le espressioni dell'energia come movimenti centrifughi e centripeti originati dall'Unità o quiete originaria possiamo chiaramente osservare nei fenomeni naturali la figura della spirale. Essa si ripete costantemente: possiamo vederla nel movimento a spirale delle galassie, nel turbinio dei venti o delle correnti marine, così come nella strutturazione di molti vegetali per arrivare alle catene del DNA e del collagene nelle cellule umane. Procedendo dal più grande (macrocosmo) al più piccolo (microcosmo) i modelli di informazione e formazione sono sempre gli stessi come avviene in una struttura olografica.

Cosa è una struttura olografica? Un esempio che vediamo spesso è nelle immagini, presenti anche nelle carte di credito, che appaiono tridimensionali. Se provassimo a tagliarne una in vari pezzetti avremmo una sorpresa: ogni frammento conterrebbe, più piccola, tutta l'immagine originale, invece di una parte come avviene in una foto tagliata.

Il concetto è che nell'essere vivente, come in tutti i fenomeni naturali, in ogni parte c'è l'immagine del tutto, o meglio ogni parte è in relazione con il tutto. Questo è abbastanza logico se pensiamo che la molteplicità del mondo fenomenico è un inganno percettivo, una ruota di apparenze.

Così l'atomo può considerarsi l'ologramma di un sistema planetario, così come una mano, un piede, un orecchio, un dito, una cellula sono l'ologramma del tutto.

Nel mondo fenomenico tutto è movimento, altrimenti non farebbe parte dello spazio-tempo, e questo movimento è energia in divenire che muovendosi tra le sue due polarità determina la rivoluzione spiralica espressione del fenomeno della vita.

Nell'essere umano esistono diversi tipi di energia:

- un'energia densa che determina la struttura corporea;
- un'energia sottile eterica che permette il pulsare esistenziale del corpo fisico: è una manifestazione che precede l'atomo, è l'iniziale campo di formazione della materia, è il campo morfogenetico umano che costituisce la matrice delle forme fisico-molecolari;
- un'energia ancora più sottile, psichica o astrale che dà informazione alle prime due: è il mondo del pensiero.

La manifestazione di questi tre livelli energetici si ha con velocità di trasmissione diverse. L'energia psichica ovvero il pensiero ha una velocità di trasmissione velocissima; come la luce, avviene in un attimo: è un evento che può essere misurato sia con la logica di un attimo, sia con quella dell'eterno. Il pensiero nel momento che è prodotto è qui, ma anche in altre dimensioni che qui non abbiamo la possibilità di vedere.

Al pensiero segue l'energia eterica che rispettando velocità di trasmissione più moderate, circonda e pervade il corpo fisico e lo anima. Questa si esprime attraverso delle linee di energia dette nadi o meridiani, costituiti da particelle atomiche e subatomiche (ioni, protoni, elettroni, neutroni).

Ultimo nella catena di trasmissione è il corpo denso, materico che esprime la nostra struttura morfologica, ossa, muscoli, sangue, organi; qui l'energia è più compressa e si trasmette ancora più lentamente.

Ciò vuol dire che un pensiero si trasmette in un decimo di secondo sul corpo eterico, il quale subirà delle trasformazioni un po' più lente che produrranno nel tempo delle perturbazioni sull'energia densa del corpo fisico. Ma ricordiamoci che il

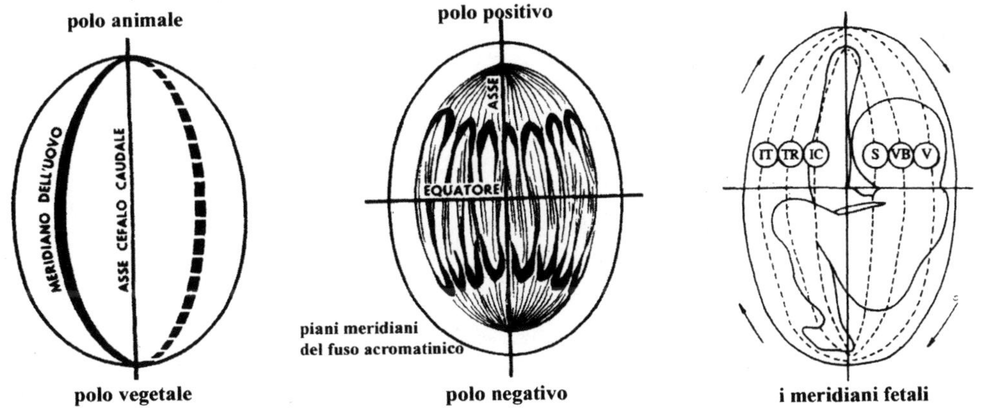

Fig. 2 - Rappresentazione dei meridiani nella cellula, nel feto e sul corpo.

corpo fisico, anche se ci appare intensamente materico e governato dalle leggi della chimica, è pur sempre energia condensata, atomi in movimento, per cui la sua realtà cambia in ogni micro-secondo. L'uomo può intervenire sul corpo eterico e sul corpo fisico esclusivamente col pensiero e attraverso il collegamento con il campo della Potenzialità Pura, del Sé, dell'Unità. Non solo ma attraverso il pensiero è possibile sincronizzare le trasmissioni dei tre livelli, cioè coordinare l'attività psichica con il campo eterico ed entrambi possono essere messi in sintonia con l'effetto somatico: questo processo porta alla guarigione quantica, cioè immediata. È quello che avviene in quei fenomeni che, non rispettando i canoni classici del mondo percettivo, vengono chiamati 'miracoli'.

Mentre molto sappiamo o crediamo di sapere sul corpo fisico, meno chiari appaiono i meccanismi strutturali del corpo eterico. Esso risulta costituito da un insieme di canali energetici che gli orientali chiamano meridiani o nadi e da sette centri di energia chiamati chakra.

I meridiani possono considerarsi come linee di conduzione elettrochimica ionica, costituiti da cellule normali che fin dall'inizio dello sviluppo del corpo si dispongono a catena in modo simile alle pile delle batterie elettriche: polo positivo-polo negativo, polo positivo-polo negativo, e così via.

Per comprendere la strutturazione dei meridiani basta guardare il tracciato che appare nella riproduzione della prima cellula fecondata, tracciato che si ripete olograficamente fino a quando si è attuata la crescita di un individuo.

I cromosomi nella riproduzione mitotica delle nostre cellule si orientano in maniera bipolare. Ciò lascia presumere che le cellule, nel loro moltiplicarsi si dispongano in catena proprio come le pile delle batterie.

Anche qui si ripete una rappresentazione olografica dei meridiani prima nella cellula, poi nell'embrione e infine nel corpo (figura 2).

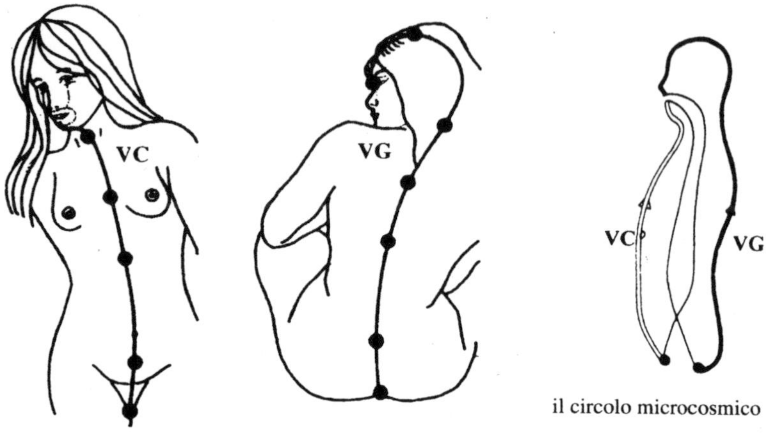

Fig. 3 - Vaso Concezione e Vaso Governatore – circolo microcosmico.

I due meridiani più importanti seguono l'asse cefalo-caudale dividendo il corpo in due emisomi destro e sinistro similmente a quello che fa il corpo calloso nel cervello che divide l'emisfero destro da quello sinistro. Così come il corpo calloso coordina l'attività tra le due parti del cervello, i due meridiani coordinano le funzioni dei due lati del corpo nonché le funzioni motorie e sensitive dei vari organi ed apparati.

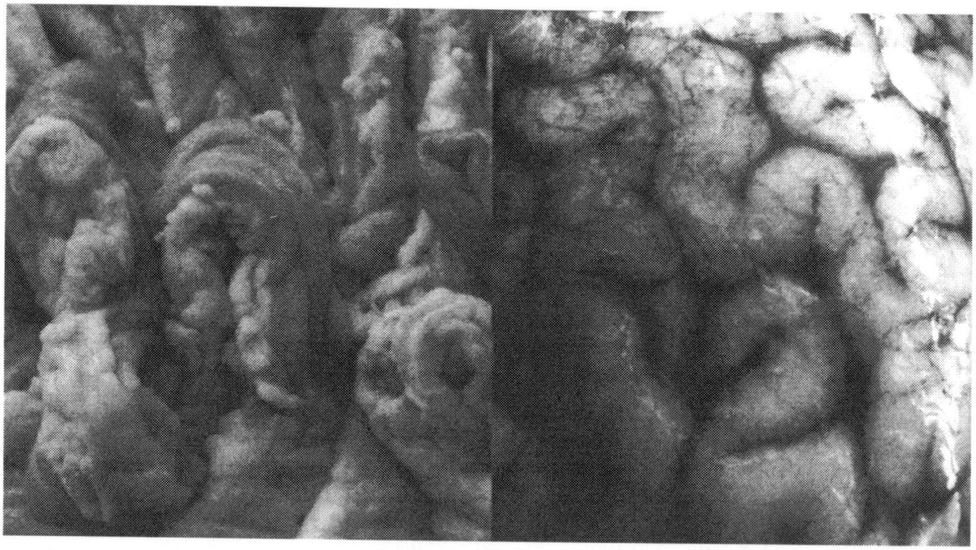

Fig. 4 - Intestino tenue e cervello.

Un meridiano è anteriore ed è chiamato 'Vaso Concezione o Jenn-Mo' e l'altro posteriore 'Vaso Governatore o Dou-Mo', essi potrebbero costituire un circuito continuo antero-posteriore di energia se non avessero l'interruzione di due orifici, la bocca e l'ano, espressione entrambi delle due estremità polari del tubo digerente.

La possibilità di chiudere il circuito con il posizionamento della punta della lingua contro gli incisivi superiori e con la contrazione dell'ano e del diaframma urogenitale permette degli esercizi respiratori ed energetici chiamati 'piccola circolazione microcosmica' (figura 3) che permettono di riportare in equilibrio tutti gli organi con l'attivazione del cervello viscerale. La scienza ha infatti dimostrato che il tubo digerente, originatosi dal foglietto più interno dell'embrione, l'endoderma, è un cervello primitivo sede delle nostre emozioni primarie. Da un punto di vista analogico e simbolico basta confrontare l'immagine dell'intestino tenue con le sue anse a quella del cervello con le sue circonvoluzioni per rendersi conto della somiglianza che ha trovato conferma nelle neuroscienze (figura 4).

Oltre a questi due meridiani centrali, alla superficie del corpo scorrono altri 12 meridiani bilaterali che contraggono rapporti con gli organi profondi.

In profondità scorrono ancora altri canali di conduzione ionica ed elettromagnetica che insieme ai chakra regolano le energie nel corpo, nelle cellule e nei singoli atomi, e gli scambi con le energie del macrocosmo che ci circonda.

Tra i circuiti energetici che attraversano il corpo umano a noi interessano fondamentalmente, oltre ai due Vasi centrali (Concezione e Governatore) i 12 meridiani superficiali e i 7 chakra, questo per due ordini di ragioni:

- perché ogni blocco emozionale determina uno squilibrio energetico in relazione a uno o più meridiani e/o chakra, da cui originano difetti di informazione allo schema olografico generale;
- perché è proprio lungo il percorso di queste strutture energetiche che si trovano i segmenti bloccati della corazza difensiva, costruiti intorno all'io per paura di essere feriti. Queste zone andranno trattate con la digito-pressione profonda progressiva.

I dodici meridiani

I meridiani si dividono in yang e yin.

Poiché l'energia yang centripeta va dal cielo verso la terra, i meridiani yang avranno percorso discendente; l'energia yin centrifuga invece procede dalla terra verso il cielo. Se immaginiamo un uomo in piedi con le braccia in alto possiamo vedere che i meridiani 'yang della mano' procedono dalle dita delle mani verso la testa occupando la faccia dorsale dell'arto superiore, mentre quelli yang del piede partono dalla testa e attraversando tutto il corpo e la faccia anteriore, esterna e posteriore dell'arto inferiore giungono alle dita dei piedi.

I meridiani yin dell'arto inferiore invece partono dalle dita dei piedi e percorrendo la faccia interna dell'arto inferiore arrivano al torace; da qui partono i meridiani yin dell'arto superiore che percorrendo la faccia ventrale di questo arrivano alle

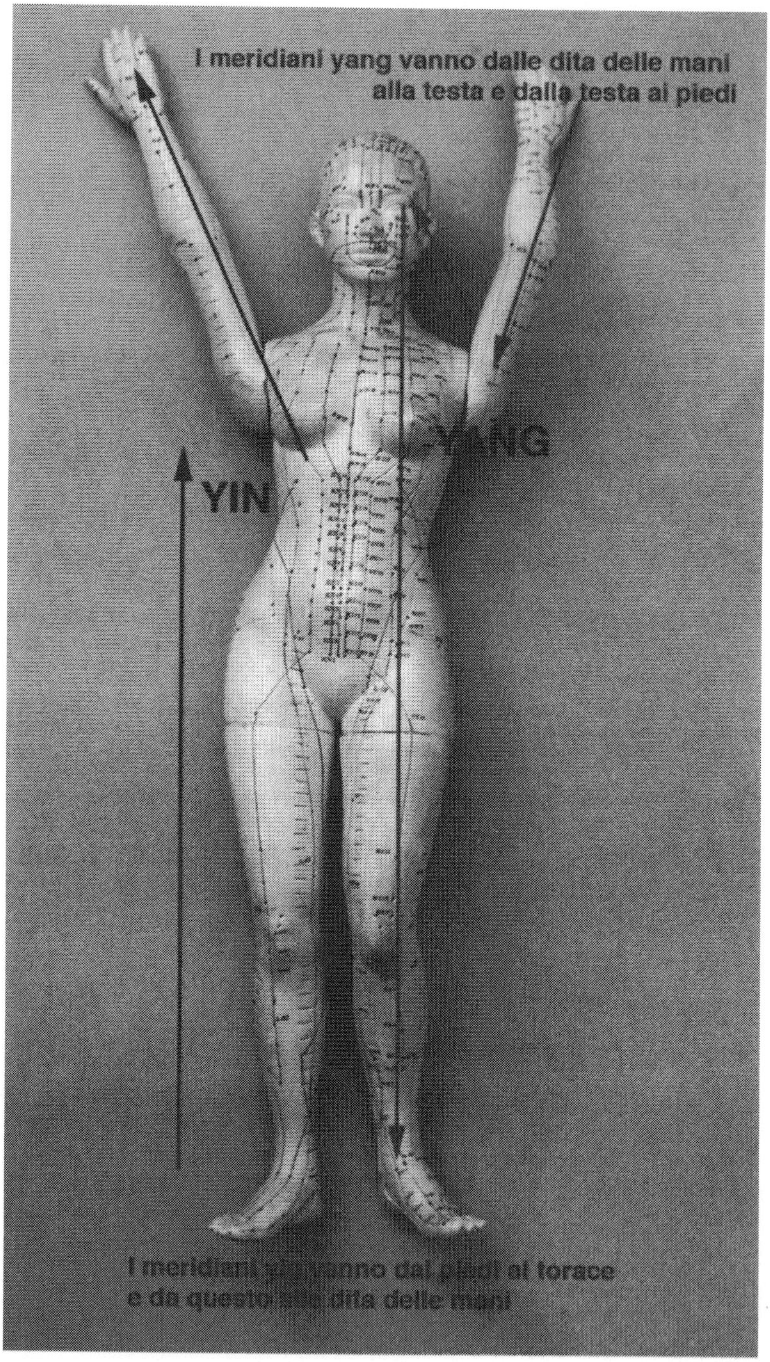

Fig. 5 - I meridiani e le direzioni energetiche yin e yang.

dita delle mani (figura 5). Da questa prima descrizione osserviamo che la testa è un terminale yang in quanto arrivano e partono meridiani yang, mentre il torace è un terminale yin (nessun meridiano yin arriva o parte dalla testa).

I meridiani si dividono quindi in:

- yang dell'arto superiore: Intestino Crasso (IC), Intestino Tenue (IT) e Triplice Riscaldatore (TR);
- yin dell'arto superiore: Polmone (P), Cuore (C) e Maestro del Cuore (MC);
- yang dell'arto inferiore: Stomaco (S), Vescica Biliare (VB) e Vescica urinaria (V);
- yin dell'arto inferiore: Milza-Pancreas (MP), Fegato (F) e Rene (R) (figure 6-7-8).

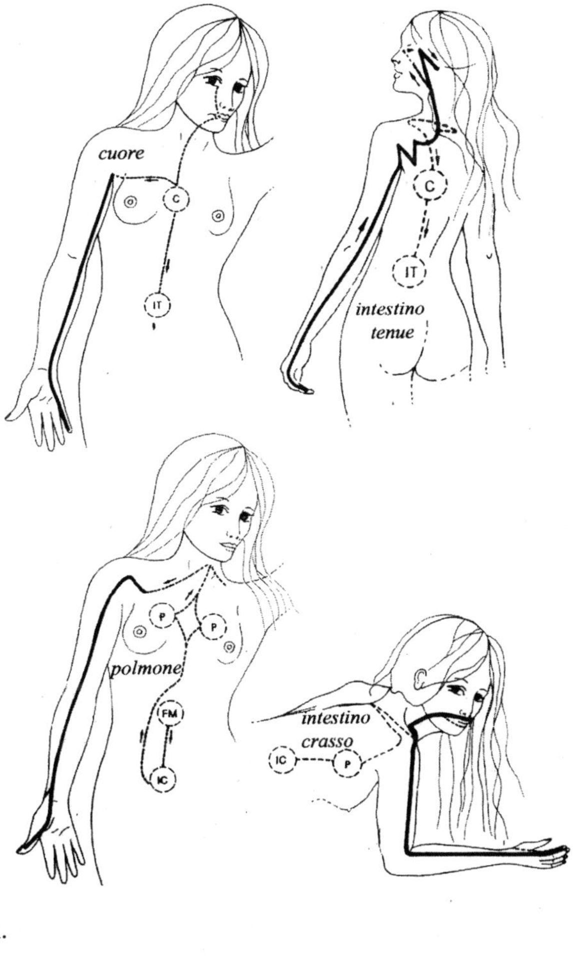

Fig. 6 – I meridiani.

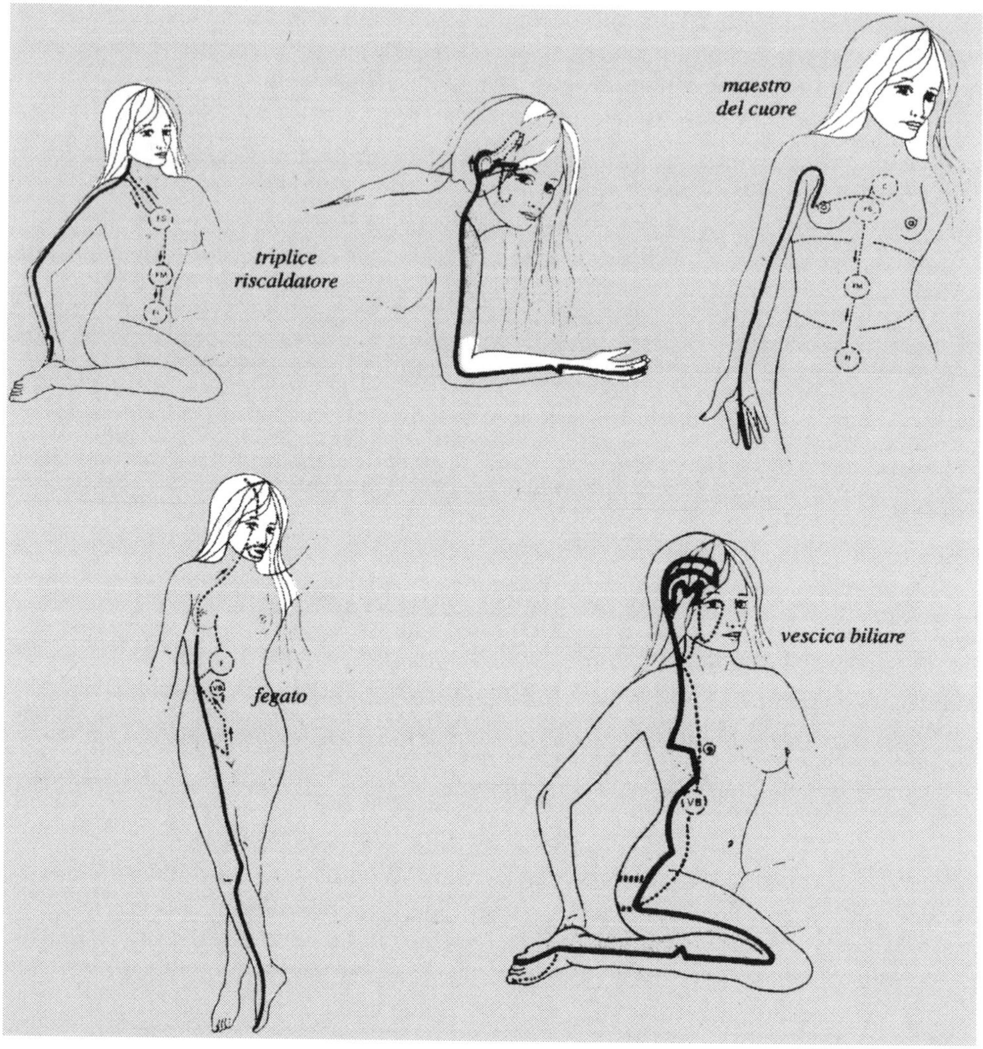

Fig. 7 – I meridiani.

L'equilibrio energetico dei meridiani può risultare perturbato per blocchi emozionali stratificatisi durante la vita fetale, la nascita e i vari periodi della vita. Così la percezione della mancanza di nutrimento affettivo da parte dei genitori squilibra il meridiano del fegato, un conflitto di separazione da persone care squilibra il meridiano del cuore, un evento doloroso che non si riesce ad accettare squilibra la milza-pancreas, la paura della separazione o della morte di un genitore squilibrano il polmone, una perdita materiale squilibra il rene, l'incapacità decisionale e/o la rabbia per una ingiustizia subita squilibrano la vescica biliare, la paura di danno fisico, così

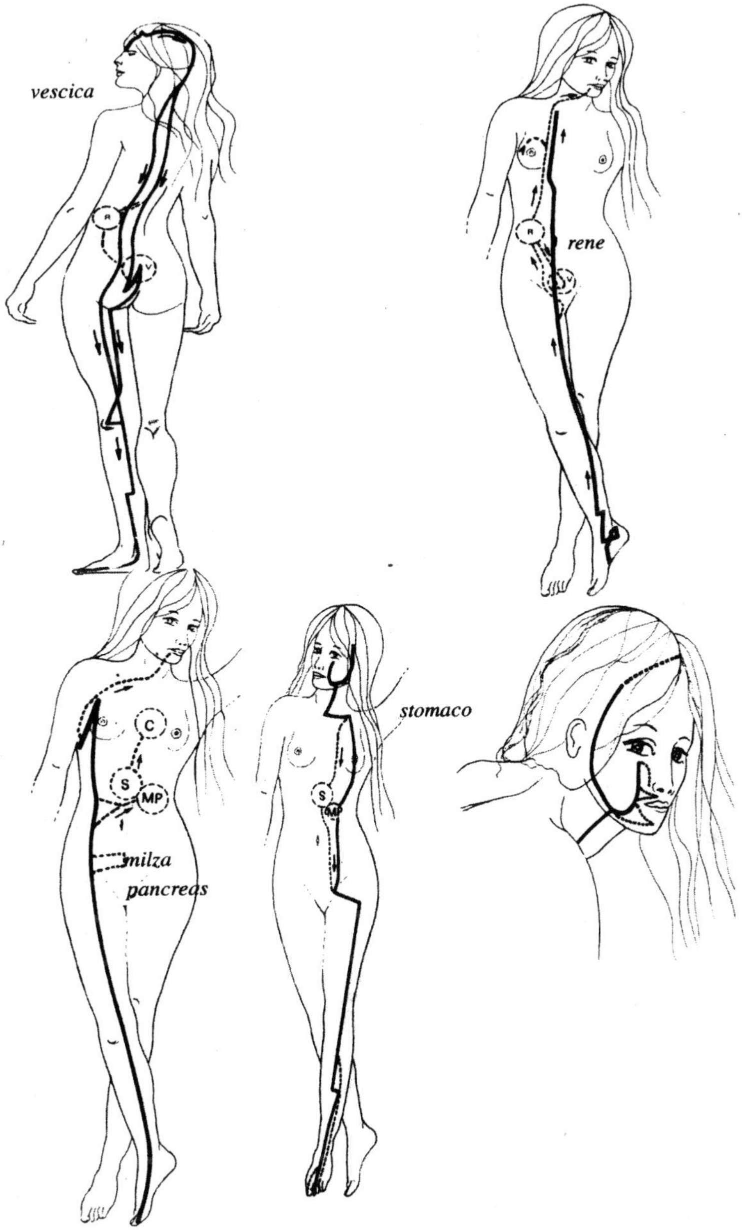

Fig. 8 – I meridiani.

come la mancanza di fiducia in se stessi e la difficoltà decisionale squilibrano l'intestino tenue, i conflitti e le difficoltà nel sociale squilibrano lo stomaco, lo spavento per danno fisico e la paura della critica squilibrano l'intestino crasso e la tensione per blocco sessuale da conflitto per infedeltà, gelosia o abuso squilibra la vescica. La paura di amare squilibra il meridiano del Maestro del Cuore e la perdita di autostima il Triplice Riscaldatore[1] (tabella 1 - meridiani e loro correlazioni).

Tab. 1 - I Meridiani e loro correlazioni

1. Viscere referenziale a) suo polso radiale b) meridiano	Fegato Polso F Meridiano F	Cuore Polso C Meridiano C	Milza Polso MP Meridiano MP	Polmone Polso P Meridiano P	Rene Polso R Meridiano R
c) muscoli interessati	Granpettorale sternale, romboide	Sottoscapolare	Estensore lungo del pollice, trapezio, tricipite, gran dorsale	Dentato anteriore, coracobrachiale deltoide, diaframma	Trapezio superiore, psoas
d) conflitto corrispondente	Mancanza di nutrimento affettivo dei genitori	Conflitto di separazione da persone care	Evento doloroso che non si riesce ad accettare	Paura di separazione	Perdita materiale
2. Orbis complementare a) suo polso radiale b) meridiano	Vescica biliare Polso VB Meridiano VB	Intestino tenue Polso IT Meridiano IT	Stomaco Polso S Meridiano S	Intestino crasso Polso IC Meridiano IC	Vescica Polso V Meridiano V
c) muscoli interessati	Deltoide anteriore, popliteo	Addominali, quadricipiti	Muscoli del collo, elevatore della scapola, gran pettorale, brachioradiale	Quadrato dei lombi, tensore della fascia lata, muscoli posteriori della coscia	Sacrospinale, tibiale anteriore peroneo
d) conflitto corrispondente	Incapacità di decisione	Paura di danno fisico	Conflitti e difficoltà nel sociale	Spavento per danno fisico	Tensione per blocco sessuale
3. Manifestazioni della superficie specifica	Unghie Viso e colorito	Labbra	Peli	Capelli	
4. Organo sensoriale specifico	Occhio	Lingua	Bocca	Naso	Orecchie
5. Apertura somatica	Occhio	Orecchio	Bocca	Naso	Uretra e ano
6. Reazione emozionale	Rabbia	Gioia	Riflessione	Tristezza	Paura
7. Movimento spirituale	Iniziativa	Comunione	Integrazione	Trasformazione	Stabilità
Movimenti/Elementi	Legno	Fuoco	Terra	Metallo	Acqua
Nell'orbis fuoco si localizzano altri due meridiani: a) il Maestro del Cuore (MC) il cui squilibrio è conseguente a difficoltà ad amare e frequente claustrofobia: muscoli associati al grande gluteo, adduttori, piriforme; b) il Triplice Riscaldatore (TR) il cui squilibrio è conseguente a ridotta autonomia: muscoli associati sartorio, piccolo rotondo, soleo, gracile, gastrocnemio.					

[1] Da Nader Butto.

I chakra

I sette chakra sono dei centri energetici o spirali o coni situati nei punti in cui si incontrano più linee energetiche. Essi coordinano le funzioni dei meridiani, delle ghiandole endocrine e di tutto il complesso neuro-immunitario. Ci permettono inoltre gli scambi energetici tra macro e microcosmo e permettono di assorbire le energie elettromagnetiche esterne (tavola 1).

Le cellule infatti si nutrono continuamente di energie elettromagnetiche, di cui il sole è la fonte più cospicua. Le strutture energetiche umane funzionano come antenne che ricevono, emettono e accumulano secondo il principio della risonanza, cioè la capacità di vibrare in sintonia con determinate frequenze, così come avviene tra un diapason e un 'la' suonato da un violino perfettamente accordato. Ogni cellula e ogni organo entra in risonanza, cioè riceve frequenze e ne emette una sua propria; si tratta, come ha dimostrato Walter Kunnen, di frequenze biologiche. Le cellule sono caricate all'interno con predominanza positiva o destrogira – yang e sulla membrana con predominanza negativa o levogira – yin. In questo modo attraggono i componenti per osmosi elettromagnetica, selezionando ciò di cui hanno bisogno. È evidente che se il corpo umano è sottoposto ad un forte campo elettromagnetico esterno di polarità levogira ed entra in risonanza con questo, la carica negativa della membrana si inverte e la cellula depolarizzata si nutrirà di sostanze nocive generando disordine funzionale. Non solo ma il nostro organismo è in grado di conservare nel suo schema energetico eterico l'impronta olografica del campo elettromagnetico che lo ha disturbato.

I chakra si dividono in 5 pari, con un centro energetico conico anteriore e uno posteriore e 2 impari, il primo e il settimo che essendo rispettivamente situati a livello della zona perineale e della sommità del capo possiedono un solo cono energetico. Quindi complessivamente avremo 12 centri energetici maggiori.

I 12 centri energetici possono essere divisi in tre gruppi in base alla loro funzione psichica:

- CENTRI MENTALI, connessi all'attività di pensiero:
  1. centro coronale;
  2. centro frontale anteriore;
  3. centro frontale posteriore.
- CENTRI EMOZIONALI, connessi all'attività del sentire:
  1. centro anteriore della gola;
  2. centro anteriore del cuore;
  3. centro anteriore del plesso solare;
  4. centro anteriore sacrale.
- CENTRI DELLA VOLONTÀ, connessi al volere:
  1. centro posteriore della gola;
  2. centro posteriore del cuore;
  3. centro posteriore del plesso solare;
  4. centro sacrale posteriore;
  5. centro basale o del coccige.

Esistono sette tipi di amore; uno per ogni chakra:

- il 1° chakra è legato all'amore materiale (soldi, casa, automobile, ecc.);
- il 2° chakra è legato all'amore sessuale;
- il 3° chakra è legato all'amore sociale;
- il 4° chakra è legato all'amore sentimentale (genitoriale, fraterno, verso il partner);
- il 5° chakra è legato all'amore professionale;
- il 6° chakra è legato all'amore spirituale;
- il 7° chakra è legato all'amore divino.

Ogni chakra ha come corrispondenza fisica una ghiandola endocrina, quindi queste possono considerarsi il precipitato fisico di un campo energetico (tabella 2).

Tab. 2 - I chakra

Chakra	**Innervazione corrispondente**	**Ghiandole corrispondenti**	**Meridiani collegati**	**Senso collegato**	**Espressioni dinamico-emozionali**
I	Plesso pelvico	Surrenali e ghiandola coccigea di Luschka	R/VC/VG	Olfatto	Paura. Bisogni primari.
II	Plesso ipogastrico	Testicolo e ovaio	V/VC	Gusto	Energie creative. Sessualità.
III	Plesso celiaco	Pancreas. Sistema neuroendocrino intestinale	S/IT/IC/F/MP/VC	Vista	Rapporti sociali. "Cordone ombelicale".
IV	Plesso cardiaco	Timo. Ormone natriuretico	P/C/MC/VC	Tatto	Amore per i propri cari "Mammelle".
V	Plesso cervicale	Tiroide. Paratiroide. Ghiandola Lalana	S/V/VC	Udito	Studio e professione.
VI	Chiasma ottico	Ipofisi	VG/V	Equilibrio	Concetti mentali. Percezione della forma.
VII	Area limbica	Epifisi	VG	Extrasensorialità	Intuizione. Dharma. Karma.

La parte anteriore di un chakra è in rapporto con la sfera emotiva, quella posteriore con la sfera volitiva. Inoltre la zona anteriore regola la qualità dell'energia psichica, mentre la posteriore modula la quantità dell'energia stessa.

La colonna vertebrale o meglio il midollo o Sushumna, nella tradizione energetica indiana, va interpretato come un potente conduttore di energia, del quale il 7° chakra rappresenta la polarità superiore e il 1° costituisce il polarità inferiore. Ai lati della Sushumna passano due canali energetici: Ida e Pingala. Tutti e tre si ricongiungono a livello del terzo occhio.

Il substrato materico di questi assi energetici è il sistema endocrino con i suoi due motori: la pineale in rapporto con il 7° chakra, che presiede al flusso delle energie dalla dimensione fisica a quella spirituale, ed il surrene, in rapporto con il 1° chakra, che regola il passaggio delle energie dalla dimensione spirituale nel mondo fisico. La pineale opera attraverso l'ipofisi che a sua volta comanda tutte le altre ghiandole.

I 3 canali energetici di differente polarità che scorrono lungo l'asse della colonna vertebrale sono:

- Pingala: scorre a destra della colonna. È il canale dell'energia positiva, è in rapporto all'amore. Questo canale amplifica la sensibilità psichica ed è in rapporto al 4° chakra (cuore);
- Ida: scorre a sinistra della colonna ed è in rapporto all'intelligenza e alla materia ed è in rapporto con il 3° chakra (plesso solare);
- Sushumna: scorre al centro della colonna, fra Pingala e Ida, ed è in rapporto con il 7° chakra (corona).

Il nostro sistema energetico ha sette chakra principali, l'energia scorre attraverso di essi e crea diverse esperienze in noi che sono le nostre emozioni. L'energia nel passare da un centro ad un altro lo fa in due modi: con paura oppure con amore. In ciascun momento della vita scegliamo se imparare attraverso la paura o attraverso l'amore, ma sia che scegliamo il primo modo o il secondo, l'energia continua a entrare ed attraversare i vari centri. Quando l'energia abbandona un centro per passare all'altro, se lo fa con paura produce un'esperienza, se lo fa con amore, produce un'esperienza diversa. La paura produce emozioni dolorose, come la tristezza, la malinconia, la rabbia, la gelosia ecc., quindi se l'energia è permeata da questi sentimenti il risultato è sempre doloroso, se è permeata dall'amore, cioè dalla gratitudine, dalla soddisfazione, dalla gioia ecc., scaturiscono emozioni positive. Qualsiasi emozione vissuta come dolorosa esprime che agiamo, parliamo, pensiamo, con paura e dubbi.

Quando l'energia attraversa i nostri centri con amore, agiamo, parliamo, pensiamo con fiducia, con compassione, con comprensione ecc. Nel primo caso il mondo ci sembra freddo e ostile, nel secondo caso il mondo ci sembra bello e confortevole. Ma questo dipende da noi è nel nostro potere arrivare a percepire l'energia che passa attraverso il nostro sistema energetico producendo costantemente sensazioni fisiche in prossimità di ciascuno dei centri.

Primo centro o centro del coccige o chakra basale o della radice

Muladhara Chakra

Si trova alla base della colonna, tra l'osso sacro e il coccige.

Plesso nervoso corrispondente: Pelvico.

Ghiandole endocrine corrispondenti: surrenali e ghiandola coccigea del Luschka.

Questo chakra contrae stretti rapporti con il meridiano del Rene.

Il suo colore terapeutico è il rosso, è il chakra con la frequenza vibratoria più bassa e densa.

PRESIEDE AL RAPPORTO CON LA MADRE TERRA ED
È LEGATO AI BISOGNI PRIMARI

Rapporto simbolico con la materia densa, le feci.

È associato all'olfatto e viene rappresentato con il simbolo del fior di loto a quattro petali.

È in relazione alla solidità della terra e ci permette di avere i piedi ben piantati a terra.

Se le energie non vengono collegate a terra attraverso questo chakra è possibile sentirsi agitati ed insicuri e può subentrare la paura collegata a deficit di energia renale.

La correlazione della paura con il senso dell'olfatto è molto importante nella scala evolutiva. Infatti gli animali utilizzano l'olfatto per percepire gli ormoni della paura (adrenalina) degli altri.

Il dominio del 1° chakra porta in contrapposizione alla paura, verso la stabilità e la piena sicurezza.

Questo chakra è fondamentalmente legato alle funzioni metaboliche e può considerarsi la pompa di energia del corpo.

Il primo chakra può contrarre rapporti con il 3°, anch'esso attratto verso l'elemento terra.

Questo centro è in correlazione con i bisogni primari per la sopravvivenza, che si esprimono attraverso la marcatura del proprio territorio (negli animali questo viene fatto con l'urina), la casa, i beni materiali e la sessualità.

La possibile trappola di questo chakra sono la ricchezza e i soldi.

La difficoltà a dare e a ricevere è caratteristica dello squilibrio di questo chakra, anche se paradossalmente vi è il sentimento di una mancanza interiore.

Questi soggetti avranno comunque sempre un certo grado di calma correlato con la materia. Con la restrizione materiale invece, l'individuo percepirà uno stato di stress fisico e psicologico dovuto all'eccessiva attivazione delle surrenali.

Il distacco dalla terra d'origine che si ha nei profughi porta ad un blocco della fonte di energia che nutre il primo centro, e per difesa, al fine di mantenere l'energia interna, questo chakra si può chiudere.

La frequenza energetica di questo chakra è tra le più basse del corpo energetico e si concentra nelle strutture dense: colonna vertebrale, ossa, muscoli, unghie, denti, attraverso la produzione di vitamina D e nelle strutture emopoietiche del midollo osseo e nella produzione del sangue, attraverso l'eritropoietina (tutte strutture originatesi nell'embrione dal foglietto mesoblastico).

Gli organi legati a questo chakra si trovano nel segmento corporeo più basso, ovvero nello spazio retro-peritoneale, dove alloggiano reni, ureteri e ghiandole surrenali. Questo chakra è separato dal secondo dal diaframma urogenitale e dal terzo dal peritoneo.

I mediatori chimici secreti da questi organi (adrenalina, noradrenalina e corticosticoidi) rappresentano la manifestazione fisica e biochimica della sopravvivenza nei momenti di pericolo per l'esistenza.

Gli organi in correlazione con questo chakra trasformano l'energia in struttura biochimica e fisica per contribuire alla formazione del corpo fisico; essi in altre parole permettono il passaggio dal mondo dell'essenza a quello della forma.

Se il 1° chakra è chiuso, la testa è fra le nuvole, la sensibilità è spiccata e predomina ipersensibilità con paure e facili spaventi. Il risultato è stress cronico, insicurezza, vitalità debole, cute pallida e disfunzioni negli organi del primo segmento.

Le infezioni renali e i calcoli renali possono essere in correlazione con la disfunzione di questo chakra. La carenza energetica potrebbe anche produrre stenosi dell'arteria renale con ipertensione arteriosa difficilmente trattabile (Nader Butto).

Negli esercizi di bioenergetica e nel lavaggio emozionale è fondamentale effettuare gli esercizi di *grounding* che fanno percepire il contatto con la terra e la vibrazione energetica delle gambe.

Secondo centro o centro del sesso o chakra del sacro

Svadhishthana Chakra

Il chakra del sacro si trova lungo la colonna vertebrale all'altezza del sacro.

Plesso nervoso corrispondente: Ipogastrico.

Ghiandole endocrine corrispondenti: testicolo (cellule interstiziali del Leydig) e ovaio.

È rappresentato da un fiore di loto a sei petali e irradia il colore arancione.

Questo chakra contrae stretti rapporti con il meridiano della Vescica Urinaria.

PRESIEDE AL NORMALE SVOLGIMENTO DELLA SESSUALITÀ

Rapporto simbolico con la creatività e l'embriogenesi.

L'organo di senso collegato è il gusto.

Questo centro è legato alla creatività, specialmente nelle donne, per via del legame con il sistema riproduttivo femminile, attraverso il quale il corpo fisico viene creato per l'incarnazione dell'anima.

Questo chakra ha un forte legame con le energie creative del chakra della gola. Quando una donna entra in menopausa le energie creative del chakra del sacro vengono tramutate in energie creative di tipo spirituale.

La donna in menopausa diviene loquacissima, non riesce a finire un discorso che ne comincia un altro. L'espressione sessuale e creativa, repressa a livello del secondo chakra, si tramuta in loquacità, spiritualità e religiosità. Sopravvengono le vampate, tutto sale verso l'alto, i sentimenti, i pensieri, il sangue, la pressione arteriosa, la cefalea; subentra il fastidio degli abiti accollati e del sole in testa.

Nel momento di addormentarsi è come se chiudesse questo flusso verso l'alto e quindi si ha un salto di spavento come se si dovesse respirare.

La quantità e qualità di energia di questo chakra è determinato durante lo sviluppo dal contatto fisico dei genitori verso i figli.

Il contatto fisico con i genitori si tramuta in sessualità nell'adulto. Se l'energia ricevuta dai due genitori è percepita quantitativamente sufficiente, lo sviluppo del chakra sarà in equilibrio, altrimenti si potranno avere deviazioni del comportamento sessuale, fino all'omosessualità maschile e femminile.

Il blocco del 2° chakra non è sempre legato a un conflitto sessuale, lo troviamo spesso nei bambini in cui è stata inibita violentemente la masturbazione, ma anche in bambine i cui genitori hanno provocato una ossessione di pulizia per i genitali.

È a questo livello che si esplica la sessualità, quando il chakra è aperto il soggetto può riceve e dare amore sessuale.

Centro sessuale anteriore = desiderio sessuale Centro sessuale posteriore = potenza sessuale

Se entrambe le parti sono aperte si ha il desiderio dell'unione fisica.

Il centro posteriore, legato alla potenza sessuale, è in connessione con il 1° chakra il quale assorbe l'energia della terra.

Gli organi che vengono riforniti di energia da questo centro sono:

- nella donna, la vagina, l'uretra, la parte dell'ultimo tratto dell'intestino crasso (il sigma e il retto), l'utero e i suoi annessi come ovaie e vescica urinaria;
- nell'uomo, i testicoli, il pene, la prostata, l'uretra, la vescica urinaria, il retto e il sigma, i dotti deferenti, la vescicola seminale e la ghiandola di Copper.

Questo chakra è separato in basso, attraverso il diaframma urogenitale, dal primo chakra, mentre il peritoneo lo separa dal terzo.

È importante tener conto che il tubo neurale, equivalente nella tradizione vedica al Sushumna, è collegato in alto con l'occipite e lo sfenoide ed in basso con il secondo segmento sacrale. Il liquido cefalorachidiano si muove lungo quest'asse determinando un movimento cranio-sacrale inspiratorio ed espiratorio con rotazione del bacino in avanti e indietro con asse appunto sulla seconda sacrale. Un blocco di questo movimento, per cause fisiche o psicologiche, può provocare disturbi genitali, ginecologici, intestinali e urinari, nonché sciatica.

Una rigidità del bacino può avere influenza sul primo e secondo chakra con sensazioni di insicurezza, vissuti di violenza carnale, problemi di radicamento e/o di mancanza di sostegno.

Nella donna eventuali conflitti sessuali possono indebolire l'energia a livello dell'utero, della vescica e della zona lombare. La colonna lombare risente dei rapporti con gli altri ed in particolar modo dei conflitti sessuali. Eventuali violenze sessuali subite in gioventù provocano una alterazione tipica a livello dell'apofisi trasversa della 4° vertebra lombare. Si produce cioè una microcurvatura con alterazioni morfologiche della vertebra (G. Giovanetti).

Tutte le patologie che coinvolgono gli organi genitali maschili e femminili possono essere in correlazione con una disfunzione di questo chakra.

Le patologie delle ovaie possono essere dipendenti dai conflitti con i figli.

Le neoformazioni benigne e maligne delle ovaie possono essere in relazione con un conflitto di perdita o morte di un figlio. La stessa cosa può accadere nel caso di un figlio desiderato ma non venuto.

Il fibroma intrauterino può essere paragonato simbolicamente a una falsa gravidanza e spesso è collegato a un conflitto emozionale per desiderio di gravidanza o per paura di rimanere incinta.

Il mioma è invece espressione di un blocco della muscolatura uterina nella fase di contrazione spesso dovuto ad un aborto con grande desiderio di tenere il feto.

Terzo centro o centro del plesso solare

Manipura o Nabhi Chakra

Plesso nervoso corrispondente: Celiaco.

Ghiandole endocrine corrispondenti: pancreas e sistema neuro-endocrino intestinale.

È rappresentato da un fior di loto giallo brillante a dieci petali, il suo vortice energetico va da 10 centimetri sopra il pube fino allo sterno ed emana il colore giallo.

Questo chakra contrae stretti rapporti con i meridiani: Stomaco, Intestino Tenue, Intestino Crasso, Fegato e Milza Pancreas.

PRESIEDE AI RAPPORTI SOCIALI

Rapporto simbolico con il cordone ombelicale.

Il grado di brillantezza dell'elemento fuoco in questo chakra determina lo splendore di ciò che vediamo. L'organo di senso associato è la vista.

Al plesso solare possiamo provare calore, espansione e gioia. È il centro della vitalità del corpo fisico e del corpo psichico, perché è qui che il prana (vitalità risalente) e l'apana (vitalità discendente) si incontrano generando il calore necessario per mantenere la vita.

Questo chakra è sinonimo di Ego, lo stomaco infatti è sinonimo di Ego.

La possibile trappola di questo chakra è la fama, che porta ad un'ipertrofia dell'Io.

A livello fisico questo chakra è principalmente legato alla digestione.

Gli organi associati sono: il diaframma, lo stomaco, il duodeno, la cistifellea, il fegato, l'intestino tenue, l'intestino crasso fino al sigma, la milza e il pancreas.

I confini anatomici sono il diaframma in alto che lo separa dal chakra del cuore, e il peritoneo che lo separa dai primi due chakra.

Questo chakra comanda tutto il sistema neuro-endocrino-immunologico intestinale, soprattutto attraverso l'intestino tenue che può considerarsi il secondo cervello o cervello viscerale (figura 4), e la milza per cui presiede a livello fisico all'immunità.

Quando non funziona subentrano depressione, repentini cambiamenti di umore, cattiva digestione, letargia e instabilità nervosa.

Questo chakra interagisce con quello del sacro e con quello del cuore, per cui, quando è bloccato, la sessualità non è associata all'amore. Quando è aperto e funziona bene si ha una vita emotiva piena e appagante.

È anche legato al chakra della base, poiché entrambi sono attratti verso la terra.

Attraverso questo centro sentiamo il contatto con la società. I nostri sentimenti di amore, di rispetto, di perdono nel sociale passano attraverso di esso.

Il cordone ombelicale era legato a questo centro durante la vita intrauterina; attraverso questo legame abbiamo ricevuto la vitalità e la salute dalla mamma e questo fatto rimane impresso come un ricordo funzionale.

È a questo livello energetico quindi che si somatizzano le preoccupazioni per la propria salute, con il taglio del cordone si entra infatti nella strutturazione dell'Ego. Conflitti sociali nonché traumi fisici avvenuti nel passato con sensazione di pericolo per il corpo fisico possono bloccare questo centro.

Con il chakra aperto riusciamo ad essere in comunione con la gente, la società e tutto il genere umano.

Il centro anteriore ci dà la possibilità di ricevere energia dagli altri e di ricambiarla con il nostro amore.

Il centro posteriore induce la volontà di essere sani.

Il blocco del chakra per paura di un danno fisico reale o immaginario chiude il chakra e il soggetto mostra gravissima difficoltà ad avere rapporti sociali, si chiude a riccio in se stesso.

Sentimenti positivi verso gli altri si possono trasformare in negativi: vivendo nella paura si alimentano gelosia, odio, risentimento ecc. che legano l'essere umano al giudizio e alla ruota delle apparenze, della polarità e portano ad ipertrofia dell'Io con stati disarmonici che possono arrivare a degenerazioni tumorali.

Sul corpo il blocco del chakra anteriore e posteriore produrranno squilibri della fase di contrazione. Il blocco anteriore può manifestarsi con ulcera gastrica duodenale, cancro gastrico, gastrite, anemia perniciosa, colon irritabile, colite ulcerosa, morbo di Crohn, iperglicemia e ipoglicemia, dolore al ventre inspiegabile, colica biliare ecc.; mentre il blocco posteriore con dolore a livello delle prime vertebre lombari, ernia del disco a livello lombare ecc.

Il cancro subentra quando si raggiunge un esaurimento energetico di uno di questi organi.

La paura per danno fisico può colpire il pancreas e l'intestino tenue, mentre lo spavento da danno fisico si può ripercuotere sull'intestino crasso.

Fattori di indebolimento di questo chakra sono: il sovraccarico funzionale, come per esempio mangiare molto cibo caldo, fumare, bere alcool e altri stimolanti che sovraccaricano lo stomaco; mischiare proteine e carboidrati, bere durante i pasti, mangiare in fretta, che portano a putrefazioni nel colon; anche l'eccesso di calorie e zuccheri sono un sovraccarico per il pancreas e portano in disfunzione l'energia di questo chakra.

Quarto centro o centro del torace o chakra del cuore

Anahata Chakra

Plesso nervoso corrispondente: Cardiaco.

Ghiandole endocrine corrispondenti: è il timo e il cuore endocrino (ormone natriuretico atriale).

Situato a livello del petto è rappresentato da un fiore di loto verde a 12 petali.

Questo chakra contrae stretti rapporti con i meridiani: Polmone, Cuore e Maestro del Cuore.

PRESIEDE ALL'AMORE PER I PROPRI CARI

Rapporto simbolico con le mammelle, l'allattamento, il nutrimento d'amore.

È associato all'elemento aria e al tatto.

La parola sanscrita per questo chakra è *anhata* = 'il non colpito'. Tutti i suoni sono creati dalle vibrazioni ottenute dalla interazione tra gli oggetti. Il suono che si manifesta da questo chakra è il suono primordiale che si origina al di là di questo mondo. In questo centro si incontra l'energia proveniente dal cielo (colore bianco) con l'energia proveniente dalla terra (colore rosso) che, amalgamate nel cuore, creano un colore rosa simbolo dell'amore. A livello di questo chakra si incontrano anche le energie elettromagnetiche del 3° chakra 'giallo' e quelle del 5° 'blu' che sommate danno la vibrazione del verde.

È il chakra dove si manifesta l'amore ed il collegamento con il Sé. La completa chiusura di questo chakra porta a vivere nella paura.

L'amore ha una delle frequenze vibrazionali più alte, e il nostro modo di sentirlo dipende dal grado di apertura e di evoluzione di questo chakra. L'amore può essere vissuto a livello fisico, ma con l'evoluzione spirituale può trasformarsi in amore incondizionato per ogni cosa. Prima di arrivare a ciò, dobbiamo imparare ad amare tutti gli aspetti di noi stessi; solo successivamente possiamo, gradualmente, vivere l'amore incondizionato capace di raggiungere tutto e tutti, senza giudizio.

A livello fisico, questo chakra è associato al sistema circolatorio e linfatico, al cuore, ai polmoni, al sistema respiratorio, al nervo vago e alle mammelle.

I suoi limiti sono in basso il diaframma e in alto i muscoli delle spalle.

Il centro anteriore determina la capacità di amare, il centro posteriore regola la capacità di imporsi al mondo.

Un malfunzionamento di questo chakra può portare a disturbi degli organi associati.

È legato al nostro ambito familiare: rapporto con i genitori, i figli, il marito o la moglie, ci permette di amare i nostri cari e ci dà un senso di sicurezza e protezione.

Le mammelle appartengono al 4° chakra e danno amore e cibo al lattante, attraverso esse abbiamo ricevuto alimento e amore dalla mamma e questo fatto rimane impresso come un ricordo funzionale.

La paura dell'abbandono da parte del figlio si ripercuoterà su questo segmento perturbando l'energia del polmone con bronchite spastica o asma, viceversa la perdita o la separazione di un figlio o di un compagno può ripercuotersi sul seno con disfunzioni benigne e maligne. Ogni blocco energetico in contrazione senza la capacità di esprimere l'emozione provoca noduli benigni, ogni esaurimento energetico per eccessiva espressione emozionale può portare ad esaurimento funzionale e quindi al cancro.

Quando questo chakra è aperto, accettiamo l'altro come è e gli diamo un amore incondizionato, senza aspettarci niente in cambio, perché riusciamo a sentire la luce positiva interna e non la parte negativa.

I conflitti di separazione o abbandono sono la causa più frequente dei blocchi in questo chakra.

Quando questo chakra è chiuso, la persona perde il contatto d'amore con i componenti della famiglia. La persona non saprà più amare, e calcolerà quanto dovrà ricevere in proporzione per ogni piccola quantità d'amore concessa: non è più amore incondizionato.

Il desiderio dei ragazzi di staccarsi il più presto possibile dai genitori è segno che l'amore ricevuto è stato percepito come insufficiente (carattere bioenergetico orale). Ciò non vuol dire che quei genitori non lo hanno amato ma che quel bambino era impossibilitato a ricevere amore a causa di un blocco del 4° chakra per un conflitto d'abbandono non risolto.

Queste persone si troveranno nell'incapacità di innamorarsi e di amare veramente: cercano l'amore, ma non sanno darlo.

La paura di amare blocca il chakra posteriormente e il soggetto ha il terrore di essere abbandonato nuovamente.

Se la paura d'amore è forte, si può verificare un'inversione del flusso energetico dall'interno verso l'esterno con bisogno di fuga se esiste il pericolo di esser coinvolto in un rapporto amoroso. Di conseguenza si provocherà vuoto interno con contrazione dei muscoli della cassa toracica che si tenterà di riequilibrare fumando, o mangiando in modo bulimico e compulsivo.

Quinto centro o chakra della gola

Vishuddhi Chakra

Plesso nervoso corrispondente: Cervicale.

È situato lungo la colonna cervicale a livello della gola (tiroide) ed è rappresentato da un fiore di loto blu a 16 petali.

Questo chakra contrae stretti rapporti con i meridiani: Stomaco e Vescica Urinaria.

PRESIEDE ALLO STUDIO E ALLA PROFESSIONE

Rapporto simbolico con il proprio Dharma.

È associato all'elemento etere dal quale gli alchimisti fanno derivare i quattro chakra bassi costituiti da aria, fuoco, acqua e terra, tutte manifestazioni dell'etere a diversi livelli vibratori.

È associato anche alla parola, mentre il suono deriva dall'associazione di questo chakra con quelli più bassi. L'organo di senso collegato è l'udito.

Il chakra della gola rappresenta il ponte che occorre attraversare per giungere al mondo spirituale. È anche il ponte tra i 4 chakra bassi e quello della fronte (mesencefalico) che costituisce il principio del pensiero. Esso è quindi il punto di incontro tra le energie orizzontali della vita e quelle verticali spirituali.

A livello del retro-gola vi è la ghiandola lalana che emette una secrezione dolce (nettare divino). Quando essa viene stimolata con pratiche yogiche elevate, questo nettare può essere in grado di sostenere uno yogi senza acqua e cibo per un tempo indefinito.

Le ghiandole endocrine a cui è associato sono la tiroide e le paratiroidi.

A livello fisico questo chakra è associato alla tiroide, alle paratiroidi, all'orecchio interno, al cervelletto, alle tonsille e linfatici del collo, al sistema riproduttivo femminile (attraverso il collegamento con il 2° chakra e al rapporto di influenza reciproca tra tonsille e ovaio), alle corde vocali.

Il confine anatomico superiore di questo chakra è rappresentato dal tentorio del cervelletto, una robusta membrana che separa il cervelletto dal cervello.

La sensazione di groppo in gola è in rapporto con questo livello energetico, i problemi foniatrici invece sono connessi con questo chakra, ma anche con il chakra del cuore e soprattutto con il meridiano del Cuore, così come il mal di gola e i raffreddori che sono correlati a 'freddo del cuore'.

Si collega, come abbiamo visto, con il 2° chakra, soprattutto nella donna in menopausa, quando la creatività si trasforma in loquacità e necessità esagerata di comunicazione.

È il centro dell'autoespressione legato allo studio e alla professione, attraverso il quale avviene la comunicazione con il mondo esterno. In particolare il centro anteriore regola il senso di responsabilità e la capacità di apprendere dal mondo esterno, mentre quello posteriore regola l'inserimento sociale e professionale.

Attraverso questo chakra si attua il nostro Dharma, cioè il compito che ogni essere umano ha in quella specifica incarnazione. Lo squilibrio di questo chakra avviene quando ci allontaniamo dal nostro percorso dharmico. Situazioni di indecisione o di incertezza possono bloccare questo chakra e provocare vertigini che coinvolgono orecchio interno e/o cervelletto (fino alla sindrome di Menière). Caratteristica di questo blocco è l'incertezza del posto di lavoro o la paura di perderlo.

Quando questo centro è ben sviluppato, ci esprimiamo liberamente e percepiamo l'intenzione delle persone che vivono intorno a noi, diamo importanza all'interiorità tralasciando gli aspetti superficiali.

Il blocco di questo chakra si può avere in età infantile, quando i genitori impediscono al bambino di esprimersi o quando gli si impedisce di piangere a voce alta. La stessa cosa può avvenire a scuola dove bisogna stare in silenzio, non si deve far rumore, il bambino ha paura del confronto, di essere messo in ridicolo. Questa paura bloccherà la parte posteriore del centro.

Più tardi quando si dovrà decidere per lo studio o la professione può instaurarsi un ulteriore trauma se il soggetto segue degli studi o un lavoro che non ha scelto liberamente. Di conseguenza troverà difficoltà a comunicare con gli altri.

Quando i centri anteriore e posteriore sono aperti la persona si autorealizza, ottiene il successo e si sviluppa nel proprio ambito professionale perché ha le idee (centro anteriore) e la forza per realizzarle (centro posteriore): segue, in altre parole, il suo Dharma.

Un eccesso di tensione del centro anteriore può dipendere da un blocco del pianto a voce alta, mentre la tensione eccessiva posteriore può derivare dalla grande paura di sbagliare e quindi indecisione profonda.

Il blocco in contrazione della porzione anteriore del chakra può provocare soffocamento, afonia, asma laringea (inspiratoria) che a lungo andare può portare a ipertiroidismo e successivamente a noduli con ipotiroidismo.

Se la risposta emozionale è eccessiva, si ha esaurimento energetico con malattie gravi come il cancro alla tiroide o alle corde vocali.

Il blocco in contrazione del centro posteriore appare spesso come tensione ai muscoli della nuca con conseguente torcicollo e/o cefalea.

La mancanza di autostima indebolisce questo chakra a danno delle tonsille e dei linfatici del collo con ripercussione di disfunzione ovarica nelle donne.

Le persone che si succhiano il dito o si mangiano le unghie tendono a chiudere questo centro.

Sesto centro o chakra della fronte o mesencefalico

Ajña Chakra

Plesso nervoso corrispondente: Chiasma Ottico.

Situato sulla fronte tra le sopracciglia, irradia il colore indaco a raggi, come un fiore di loto a 2 petali. Questi due petali rappresentano la dualità della natura umana.

PRESIEDE ALLO SVILUPPO DEI CONCETTI MENTALI E ALLA MANIFESTAZIONE DELLA PERCEZIONE DELLA FORMA NELLA REALTÀ

Quando questo chakra è aperto, la dualità viene integrata per ripristinare l'unità. Allorché si è raggiunto questo livello la persona ha il controllo della propria personalità. Il senso associato è l'equilibrio.

Il chakra della fronte riflette, inoltre, la dualità della mente: l'Ego e il Sé spirituale, la mente razionale e quella intuitiva, presiede all'integrazione ed alla sintesi. Esso corrisponde simbolicamente all'intelletto ed a questo livello si ha la somma delle esperienze e delle emozioni.

Esprime la sintesi tra i due emisferi, quello destro, analogico, senza parola, che ha la percezione della totalità ed ha il tono, e quello sinistro, logico, che è deputato alla fine visione del dettaglio ed alla scansione del ritmo.

La ghiandola endocrina a cui è associato è l'ipofisi.

A livello fisico questo chakra è associato agli occhi, all'orecchio esterno, ai due emisferi cerebrali e all'ipofisi.

È un centro puramente mentale connesso con la nostra capacità di visualizzare e immaginare.

In questo sesto chakra si sviluppano i concetti mentali e si crea la forma con la quale vediamo la realtà esterna; un impedimento al fluire libero di questo chakra è costituito da pensieri rigidi, il non permettersi di prendere in considerazione altre idee od opinioni e la conseguente disponibilità a cambiare le proprie, se necessario.

È il chakra del mistero e dell'occulto: il nucleo posteriore ci spinge e ci dà la forza per capire il mistero della nostra esistenza che sarà percepito attraverso il centro anteriore. Inoltre la parte anteriore regola la capacità di formulare concetti e di comprenderli, mentre il posteriore permette la realizzazione delle proprie idee.

Al massimo del suo sviluppo si manifesteranno le percezioni extrasensoriali.

Con il chakra aperto abbiamo le idee chiare, la capacità mentale sviluppata, la memoria visiva accentuata, una spiccata capacità di immaginazione e riusciamo a ricordare i sogni senza fatica.

La realizzazione dei progetti avviene a livello di questo chakra.

La frustrazione per la mancanza di realizzazione di un progetto importante può chiudere il chakra anteriore, così come la paura causata da un trauma frontale. Similmente un trauma nucale può bloccare il chakra posteriore.

Dal punto di vista fisico, il blocco parziale e intermittente del centro anteriore può causare dolore alla testa, alla fronte, sinusite, rinite allergica, stanchezza dei muscoli degli occhi, miopia, ipermetropia o astigmatismo; se il blocco è causato da paura frontale con panico provoca una mancanza di energia a livello cerebrale. La paura sentita o percepita dalla nuca colpisce la corteccia occipitale dove è localizzata la funzione visiva e dunque appaiono disturbi funzionali o organici come cheratocono o un'opacizzazione del corpo vitreo che diminuirà la capacità visiva.

Settimo centro o chakra della testa o della corona o coronale

Sahasrara Chakra

Plesso nervoso corrispondente: Area Limbica.

Situato alla sommità del capo, nel punto di attaccatura spiraliforme dei capelli, a livello della fontanella superiore del neonato, contiene l'energia a più alta frequenza vibrazionale. Viene rappresentato come un fior di loto a mille petali che irradia il color viola.

PRESIEDE ALL'INTUIZIONE DEL NOSTRO DHARMA E KARMA

Il neonato, non avendo completato il suo sviluppo cerebrale alla nascita, mantiene aperta per un certo tempo questa fontanella per assorbire le energie cosmiche da cui proviene.

Quando si è ben centrati in questo chakra, sono ben unite la parte bassa e quella alta e si può quindi sperimentare la beatitudine del contatto con la propria fonte, la realtà divina all'interno della propria coscienza. Per raggiungere questo stadio bisogna rinunciare alle illusioni dell'Ego. Quando siamo in grado di fare ciò troviamo la nostra vera essenza che corrisponde alla trasmutazione delle energie dai chakra bassi a quelli alti.

A livello fisico è associato alla ghiandola pineale, epifisi, che è la ghiandola che viene attivata attraverso la meditazione e che viene da alcuni detta 'ghiandola allucinatoria'. Questa ghiandola che sembra presiedere ai nostri rapporti macro-microcosmici, ritmo sonno-veglia, rapporto luce-buio ecc., è quella che scandisce i ritmi della polarità ma ha l'essenza dell'Unità. Essa ha infatti forma ad imbuto, spiraliforme, è situata tra i due emisferi, sotto la fontanella, ed è piccolissima. Le cellule delle sue pareti sono anch'esse ad imbuto spiraliforme.

Nei vertebrati inferiori l'epifisi si comporta come un trasduttore neurochimico attivato dalla eccitazione luminosa della retina. Essa contiene infatti cellule fotorecettrici con un massimo di assorbimento e di risposta intorno a 560 nm come la iodopsina dei coni della retina.

Attraverso questo chakra intuiamo la nostra entità spirituale, il nostro cammino dharmico. È il chakra che ci mette in connessione con l'essenza cosmica, il Dio che è in noi e che si manifesta come essenza vitale nelle piante, negli uomini, nel globo terrestre e nelle galassie.

L'idea di un Dio punitivo incoraggiato dalle religioni, comporta una chiusura del 7° chakra e impedisce alla persona di arrivare allo stato di illuminazione ovvero al paradiso.

Quando questo centro è aperto siamo altamente intuitivi e creativi, e ci sentiamo in sintonia con il nostro spirito guida.

Quando questo centro è chiuso, ci si sente distaccati dall'essenza divina.

La chiusura del 7° chakra avviene per forti spaventi, come accade spesso in un incidente stradale.

Il blocco può manifestarsi come meccanismo di difesa all'uscita dello spirito da questo chakra e questo può accadere in situazione di svenimenti o di coma.

Secondo Nader Butto[2] esiste una relazione fra il blocco di questo centro, dovuto a un forte spavento, e la decolorazione della pelle, che si ha nella vitiligine.

[2] La descrizione dei sette chakra è stata arricchita dalle recenti scoperte pubblicate dal dottor Nader Butto.

"Il tuo corpo è il veicolo che mostra
quale karma ti contraddistingue in questa vita".

Sai Baba

3. *La struttura della corazza e le strutture caratteriali*

Il primo ad introdurre il concetto di 'armatura' o 'corazza' è stato Wilhelm Reich. Egli dopo anni di lavoro descrisse due fondamentali armature nevrotiche: una caratteriale e un'altra muscolare.

L'armatura caratteriale è: "La somma degli atteggiamenti caratteriali tipici che un individuo sviluppa per bloccare le sue eccitazioni affettive, che si esprimono nella rigidità del corpo, nella mancanza di contatto affettivo, nel sentirsi morti" (W. Reich).

Mentre l'armatura muscolare è: "La somma degli atteggiamenti muscolari (spasmi muscolari cronici) che un individuo sviluppa per bloccare il prorompere di affetti e sensazioni organiche, in particolare l'angoscia e l'eccitazione sessuale" (W. Reich).

Le due armature o corazze appartenenti rispettivamente al livello psichico e a quello muscolare praticamente si sovrappongono con l'intermediario del sistema neuro-endocrino-immunologico e dei sistemi energetici dell'organismo (meridiani e chakra).

L'armatura caratteriale nevrotica rappresenta la difesa dell'Io o meglio dell'Ego creatosi per un distorto istinto di sopravvivenza. L'Ego credendosi staccato dall'Unità originaria si comporta come un vero e proprio parassita, che perseguendo in modo distorto la finalità del piacere genera una falsa immagine del Sé. Reich chiamò questo processo 'pulsione secondaria' sovrapponibile all''istinto di morte' di Freud.

La corazza muscolare può essere suddivisa in sette segmenti che trovano corrispondenze nei chakra.

Il segmento oculare

Il segmento oculare comprende oltre agli occhi, naso e orecchie.

È interessante osservare che gli occhi sono la parte del corpo che presenta la minor crescita nel corso della vita: crescono anche meno del cervello. Ma essi sono una vera estensione del cervello; infatti noi pensiamo e ragioniamo con gli occhi: non c'è visione se non accompagnata da un desiderio di vedere. Vedere deriva dal latino *videre* che a sua volta deriva dal radicale indoeuropeo *weid* e dal sanscrito *veda* che vuol dire 'io so', 'Vedere è Sapere'. In altre parole: se c'è visione, non c'è illusione.

Attraverso gli occhi diamo espressione al nostro viso; E.F. Baker diceva: "Gli occhi sono una estensione del cervello e il mezzo per mobilitarlo".

Per questo motivo è possibile integrare rapidamente vecchi traumi con i movimenti oculari (EMDR).

L'inespressività degli occhi, la rigidità delle palpebre, della fronte e del cuoio capelluto, la fissità dei lati del naso, la difficoltà al pianto, l'impossibilità di spalancare gli occhi o di seguire un oggetto in movimento, la protrusione dei bulbi oculari, danno l'immagine di una maschera: è questa la caratteristica del blocco del segmento oculare. La maschera appartiene all'Ego, copre il vero Sé.

La maschera facciale completa si attua dall'unione inespressiva dei segmenti oculare e orale.

Il segmento oculare è collegato energeticamente con i meridiani di Cuore e Vescica Biliare. L'energia del cuore rende gli occhi organi di contatto animico, mentre la vescica biliare caratterizza l'aggressività dello sguardo, intendendosi con aggressività l'atto del muoversi verso l'altro.

Gli occhi sono la prima zona del corpo carica di energia libidica.

Inizialmente, per un tempo assai breve, è l'olfatto a guidare il bambino nella ricerca del seno materno, successivamente inizia a riconoscerlo 'anche visivamente', mentre il suono della voce materna lo rasserena e lo consola. Durante l'allattamento il bambino ricerca gli occhi della madre e la sua anima si nutre di questo contatto, mentre il suo corpo si sazia di latte.

È proprio attraverso queste prime forme di contatto che il bambino comincerà a costruire, inconsapevolmente, la propria visione oggettiva del mondo.

Quindi un blocco della funzione visiva può attuarsi sin dai primi giorni dopo la nascita, bloccando seriamente lo sviluppo dell'Io.

Non solo ma il movimento oculare è fondamentale per le integrazioni inter-emisferiche cerebrali.

Lowen descrive le fasi dello sviluppo libidico dell'organismo come un processo in cinque fasi, ciascuna delle quali corrisponde al riconoscimento di uno specifico diritto del bambino e alla maturazione libidica di un'area del corpo.

I cinque diritti elementari sono: diritto di esistere, di essere nutrito (in tutti i sensi, anche affettivamente), di ricevere supporto fisico ed emozionale, di essere autonomo, di amare sessualmente. Quando questi diritti vengono disattesi o negati l'organismo in evoluzione si adegua tanto sul piano psichico che su quello somatico, esprimendo la propria esperienza del mondo, e determinando in modo individuale una specifica visione del mondo.

Il segmento oculare viene influenzato in maniera diversa dal blocco di una di queste cinque fasi. Lo sguardo tipico di una persona può darci quindi un elemento diagnostico prezioso per comprendere la dinamica energetica di quel soggetto:

1. *diritto di esistere*: quando questo diritto è disatteso, il soggetto si isola emozionalmente e diviene estraneo, quindi il suo sguardo sarà vacuo ed inespressivo (struttura schizoide);
2. *diritto di essere nutrito*: quando questa qualità di contatto è carente o assente si cristallizza a livello degli occhi uno sguardo tipico il cui messaggio è all'incirca "ti supplico, prenditi cura di me"; questo messaggio può essere mascherato da un atteggiamento falso di indipendenza (struttura orale);
3. *diritto di ricevere supporto*: quando da piccoli è stato negato il supporto o addirittura il bambino ha dovuto fornire supporto ad un genitore inadeguato. Lo sguardo può presentarsi in due modi: penetrante, di controllo e di dominio sugli altri o seduttivo e morbido (struttura psicopatica);
4. *diritto di essere autonomo*: la forzatura al controllo degli sfinteri può bloccare questa fase, il bambino è confuso rispetto ai suoi desideri e bisogni. Lo sguardo è triste e languido, i suoi occhi ci dicono: "Come fai a non capire quali sono i miei reali sentimenti e bisogni"? Ma se rispondessimo a questo sguardo chiedendo "dimmi quali sono!" apparirebbe nei suoi occhi sgomento e confusione perché col tempo egli ha perso la capacità di tirarli fuori (struttura masochistica);
5. *diritto ad amare sessualmente*: questo diritto incontra l'ostacolo del tabù dell'incesto. Di fronte al bambino che si protende con gioia affettiva e sessuale, molti genitori si sentono costretti a rifuggire il contatto per paura di essere incestuosi e divengono freddi e distanti rispetto ai figli. Gli occhi si presentano spesso seduttivi e attraenti, sessuati, luminosi, forti e brillanti. Al di sotto dei quali però si nasconde la tristezza di un cuore spezzato (struttura rigida).

Un certo grado di corazza oculare è presente praticamente in tutti e quando si aggrava oltre un certo grado possono subentrare fenomeni psicotici.

Aprire molto gli occhi come per uno spavento può liberare la mimica facciale, l'atto psicosomatico suggerito è infatti quello della rotazione degli occhi abbinata alla respirazione che permette di allargare il campo visivo liberando gradualmente il segmento oculare.

Si invita il paziente a mobilizzare le parti bloccate, gli si chiede di muovere gli occhi, spesso seguendo una penna luminosa, senza bloccare la respirazione. In poche parole si fa in modo che le emozioni (di solito un'enorme paura e una lucida rabbia) vengano prima percepite e poi espresse.

Agendo in questo modo la persona acquisisce la consapevolezza di essere in grado di fronteggiare le proprie paure, magari per la prima volta nella vita. Questa esperienza porta, gradualmente, ad un'aumentata fiducia in se stessi e ad un'espansione non solo del segmento in questione ma di tutto il biosistema.

Mantenere l'organismo in uno stato espanso è lo strumento principale per vincere lo stato di contrazione cronica indotto dalla corazza.

Solitamente alla fine della seduta gli occhi sono più brillanti e 'aperti'. Il pensiero più lucido e acuto e, spesso, viene riferito un miglioramento della capacità visiva.

Il segmento orale

Comprende la mandibola, la lingua, il mento, la gola, la muscolatura della bocca e la muscolatura occipitale (effetto di sinergia antero-posteriore).

Rilasciare la mandibola allevia quindi anche la cefalea occipitale e temporale.

Nel blocco di questo segmento le labbra possono essere eccessivamente carnose o presentarsi perennemente contratte, non è raro incontrare un'ipertrofia dei masseteri. Il segmento orale è legato a emozioni molto intense ed antiche quali mordere con rabbia, succhiare avidamente, gridare, sputare, fare smorfie.

Il blocco del segmento orale è in stretta correlazione col trattenimento dei suoni e del pianto. L'impulso al pianto irrefrenabile richiede comunque la partecipazione dei primi tre, a volte quattro segmenti. Nel singhiozzo è invece coinvolto il segmento addominale. Quindi per ristabilire la capacità di singhiozzare e piangere è necessario liberare più elementi.

Il segmento orale è inoltre responsabile di molte emozioni che nascono altrove nel corpo. Secondo Lowen: "Una bocca chiusa o serrata blocca l'espressione delle emozioni". Il blocco orale agisce come una difesa inconscia ad inghiottire qualsiasi cosa e come l'espressione di quelle emozioni che temiamo non siano accettate dagli altri.

Il riflesso del vomito riesce a smobilizzare questo segmento, anche se, spesso, è necessario che altri segmenti siano liberi affinché le emozioni qui contenute possano essere espresse.

Sbadigliare aiuta a rilassare la mandibola e permette alla gola di far passare più aria e quindi a respirare più profondamente.

Il segmento cervicale

Comprende la muscolatura del collo, superficiale e profonda e la lingua. Il collo può considerarsi il barometro del livello generale di stress (Ken Dychtwald), infatti è il mediatore dei conflitti tra testa e cuore, ovvero tra pensieri ed emozioni. Questo segmento è collegato al chakra della gola e quindi alla libera espressione della propria personalità. Trattiene rabbia, tristezza e paura, infatti queste emozioni spesso vengono represse con l'irrigidimento del collo in modo da bloccare l'energia proveniente dal cuore. Ne consegue un aspetto altero, cioè di distacco emozionale dal proprio corpo.

È frequente osservare come le emozioni vengano letteralmente inghiottite.

Il 'nodo alla gola' altro non è che lacrime e tristezza cristallizzate a questo livello che vorrebbero liberarsi.

Anche qui il riflesso del vomito allenta la corazza e consente alle emozioni di emergere.

Il segmento delle spalle e del torace

- *Spalle*

Comprende i muscoli delle spalle e del cingolo clavicolare.

Per Reich questo segmento è incluso in quello toracico. Secondo Dychtwald le spalle sono intermediarie tra le forze emozionali del torace (chakra del cuore) e l'espressività di braccia, avambracci e mani.

È a questo livello che si bloccano le emozioni prodotte nel chakra cardiaco.

Il cuore comunica con il mondo attraverso tre rami:

1. bocca, lingua e occhi;
2. chakra inferiori e genitali;
3. lato interno braccia, avambracci e mani.

La durezza e contrazione dei muscoli delle spalle è frequentissima a indicare senso di responsabilità o insicurezza verso le proprie responsabilità, peso che si porta sulle spalle.

Se le spalle sono all'indietro esprimono la tendenza a trattenere, ovvero conflitto tra il voler esprimere e la paura di perdere il controllo. Le spalle rialzate tradiscono un senso di paura, mentre quelle ricurve vulnerabilità e tendenza all'auto-protezione.

- *Torace*

È uno dei più importanti, anzi di solito è il primo ad essere trattato.

Il movimento libero del torace dà la consapevolezza di essere vivi. È questo il chakra del cuore dove si esprime passione e compassione.

Il blocco del segmento può avvenire secondo Reich per maltrattamenti traumatici, frustrazioni di amore e disapprovazione genitoriale.

Se il segmento è bloccato, il torace appare quasi sempre in posizione inspiratoria, accompagnata da incapacità di espirazione piena e naturale. I muscoli intercostali sono contratti, quelli della schiena e fra le scapole dolenti, contratti ed ipersensibili. In questa situazione la persona appare fredda e non toccata dagli eventi.

Le manifestazioni tipiche sono mani fredde e sudaticce, mancanza di sensibilità ai capezzoli, ipertensione, asma, palpitazioni, ansia cardiaca con tachicardia ed extrasistole, tendenza alle malattie broncopolmonari.

Le emozioni trattenute sono: pianto straziante, desiderio ardente, rabbia selvaggia, che nascondono dolore e tristezza.

Il riso stimolato attraverso il solletico può aiutare a liberare questo segmento.

Il segmento diaframmatico

Il diaframma è un grande muscolo piatto che separa la cavità toracica da quella addominale. Contraendosi ad ogni inspirazione permette al torace di espandersi ed ai polmoni di scendere. Le inserzioni del diaframma sono a livello della parte terminale dello sterno anteriormente e delle ultime costole decima, undicesima e dodicesima vertebra toracica e sulla prima lombare, posteriormente. L'innervazione del diaframma si attua attraverso i nervi frenici che scendono dal collo attraverso il torace, per questo motivo per sbloccare il diaframma occorre prima rilassare il segmento del collo.

La respirazione diaframmatica è associata al rilassamento e al riflesso orgasmico. La contrazione di questo segmento è legata ad ansia e paura di perdere il controllo soprattutto sessuale.

Se il movimento diaframmatico è bloccato il funzionamento degli organi connessi energeticamente (stomaco, fegato, plesso solare) è compromesso. Inoltre il blocco di questo segmento può produrre lordosi della colonna vertebrale.

Il riflesso del vomito, provocato dalla pressione sulla lingua, oltre a liberare il collo ha azione sul diaframma.

Il segmento addominale

Il blocco è dovuto alla contrazione spastica dei muscoli retti anteriori e dei traversi e, posteriormente, dall'inserzione bassa del gran dorsale e dei muscoli vicini. I muscoli sono spesso incordati e molto sensibili. Questa tensione è legata alla paura di sentire, soprattutto le sensazioni sessuali, e infatti blocca gli organi genitali. Se in questo segmento vi è stasi energetica si ha tendenza a raggiungere rapidamente l'orgasmo. La tensione di questo segmento non permette una buona comunicazione con il chakra del plesso solare sopra ombelicale e con la zona del 'Dantian' o 'Hara' sotto ombelicale.

Questo segmento è coinvolto nel singhiozzo.

Lo sblocco del segmento non presenta particolari difficoltà. Utile il massaggio con movimenti circolari in senso orario.

Il segmento pelvico

Comprende praticamente tutti i muscoli della pelvi, i glutei, l'ano, i genitali e gli arti inferiori. Ogni patologia a carico degli organi di questo segmento insorge in seguito al suo blocco cronico. In caso di blocco il bacino appare rigido, senza vita, con diminuzione delle sensazioni sessuali con insensibilità di pene, vagina e talvolta ipersensibilità dell'uretra. Per rilasciare la pelvi è utilissimo contrarre e rilasciare ripetutamente il pavimento pelvico.

Le funzioni energetiche legate a questo segmento sono l'intestino crasso con l'evacuazione e i reni e la vescica con la minzione, nonché gli arti inferiori che con la pelvi contribuiscono allo scarico energetico. Le ginocchia tese sono infatti associate a senso di paura ed insicurezza, mentre la tensione delle gambe può essere correlata o al desiderio di scappare da una situazione spiacevole o al tentativo inconscio di arrestare un cambiamento.

Emozionalmente questo segmento può contenere la repressione di ansia edipica e rabbia sadica sia di tipo anale (schiacciante) che di tipo fallico (penetrante o pulsante).

Secondo Reich in qualsiasi parte del corpo "il piacere inibito si trasforma in collera". Un genuino piacere sessuale non può essere provato, finché la corazza pelvica permane. Per l'alto contenuto emozionale ed energetico qui trattenuti il segmento pelvico viene, solitamente, trattato per ultimo. Un organismo bloccato cronicamente in questo segmento non è in grado di metabolizzare adeguatamente l'improvviso irrompere di questa enorme quantità di energia se non gli si concede la possibilità di adattarsi gradualmente a questo aumento bio-energetico. Questo è ottenibile solamente con lo sblocco graduale dei vari segmenti secondo un ordine che va dal primo, quello oculare, al settimo.

Una tale procedura non è arbitraria, ma segue la direzione del flusso energetico. Se la pelvi fosse trattata prematuramente, l'energia andrebbe a scontrarsi immediatamente con il segmento oculare che non sarebbe in grado di integrare tutta questa energia emozionale.

Carica e scarica energetica

Tutti i processi energetici per la legge di polarità si dividono in due fasi:

- yang di carica energetica;
- yin di scarica energetica.

A sua volta i processi di carica e scarica si compongono di due fasi:

- carica yang = eccitazione innesco dello yang + espansione massima dello yang;
- scarica yin = contrazione svuotamento dello yang + rilassamento massimo dello yin.

Un processo fisiologico completo si svolge quindi in quattro fasi: eccitazione-espansione-contrazione-rilassamento (corrispondenti alle quattro frequenze elettromagnetiche di base: rosso-giallo-verde-blu)

L'attività cardiaca segue queste quattro fasi, così come la sessualità negli organi genitali e ogni altro processo biologico.

Le fonti energetiche per l'uomo sono fondamentalmente l'alimentazione e la respirazione. Quest'ultima in particolare mediante l'apporto di ossigeno fornisce energia. La combustione del cibo così come quella del legno necessitano di ossigeno, cioè di energia, per mantenere o accrescere il loro processo. Nello stesso modo un individuo utilizza l'ossigeno come fonte energetica per i suoi processi vitali. La quantità di energia che un individuo utilizza determina il suo modo di porsi rispetto al macrocosmo esterno e quindi influenza la sua personalità.

Nel depresso questo rapporto energia personalità è evidentissimo, perché in questi soggetti le funzioni vitali primarie (respirazione, ricerca di cibo e pulsioni sessuali) sono ridotte al minimo. Per aumentare la loro energia e quindi il processo

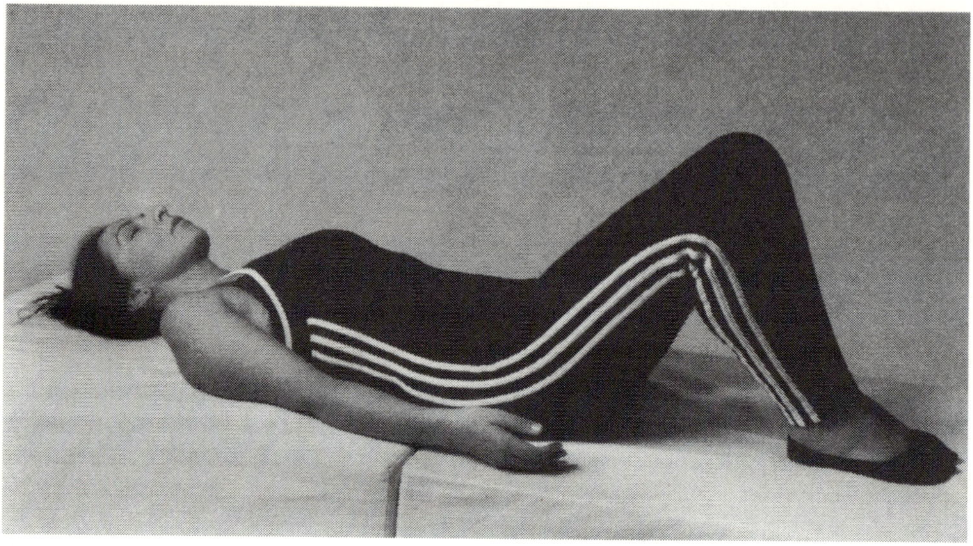

Fig. 9 - Posizione base del lavaggio – *grounding*.

di carica energetica (eccitazione ed espansione) con la tecnica LER bisogna aumentare l'assunzione di ossigeno con la respirazione (circolare consapevole), e poiché a volte questo può essere insufficiente occorre intervenire con la propria energia canalizzandola in alcuni punti energetici soprattutto del viso (attaccatura interna delle sopracciglia = punto 2 del meridiano di Vescica Urinaria).

Quando la carica energetica ha superato un certo limite si scarica attraverso l'ultimo segmento, il pelvico con tremori delle gambe che sono ben avvertiti se il soggetto giace supino con le ginocchia piegate e allargate, pianta dei piedi a terra (posizione base del lavaggio emozionale – *grounding* – spostamento del centro di gravità dalla testa nella pelvi) (figura 9).

Durante le sedute di lavaggio emozionale poiché il processo di carica deve essere sempre accompagnato da quello di scarica (contrazione e rilassamento) non è sufficiente la sola carica attraverso la respirazione circolare consapevole, ma bisogna aprire le vie dell'autoespressione attraverso la voce, il movimento, il singhiozzo, il pianto, il movimento oculare ecc., utilizzando anche la stimolazione di punti cutanei della corazza, bloccata in contrazione.

Questo procedimento di messa in moto energetica con carica e scarica non è valido solo per il depresso ma per tutte le situazioni in cui delle emozioni si sono bloccate e cristallizzate in determinati segmenti corporei nel corso della vita.

Avviene spesso però che la paura che un soggetto ha ad aprirsi soprattutto nel processo di scarica è tanto forte che il processo di contrazione viene saltato con la sua carica di auto-espressione e si passa direttamente al rilassamento o al sonno o addirittura all'uscita dal corpo, cioè all'assenza sensoriale, situazione questa frequentissima in soggetti che sono nati sotto anestesia chimica o sensoriale (privazio-

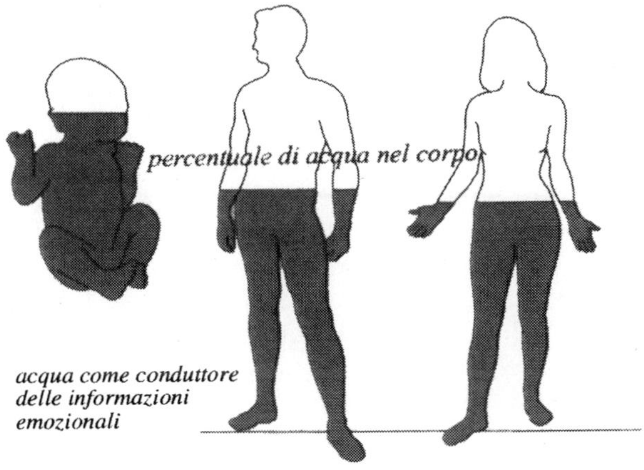

Fig. 10 - L'acqua nel corpo umano e la sua diversa distribuzione nel bambino e nell'adulto.

ne di ossigeno per cordone intorno al collo o per altre situazioni di asfissia). In questi casi è indispensabile svolgere un lavoro fisico diretto sulle tensioni muscolari croniche nei vari anelli dell'armatura caratteriale corrispondenti energeticamente ai sette chakra.

Questo lavoro si attua dal segmento oculare a scendere fino a quello pelvico cercando di provocare un'onda energetica longitudinale. Quando vi è il blocco di un livello è come se si stringesse in quel distretto un anello muscolare, espressione del 'no' simbolico di quella zona. Lo sblocco equivale invece ad un 'si' che si propaga dall'alto in basso e viceversa. Ogni volta che un'emozione cristallizzata si scioglie il livello di energia generale aumenta ed il corpo diventa sempre più vivo. Il flusso di eccitamento si diffonde in tutti i fluidi corporei e, secondo i canali energetici e gli organi che coinvolge, può provocare sensazioni e situazioni completamente diverse.

Poiché l'organismo è formato in gran quantità da massa liquida e le onde di propagazione energetica viaggiano prevalentemente nella matrice extracellulare è fondamentale bere molto prima e dopo i processi d'incremento energetico (respirazione consapevole e lavaggio emozionale).

L'acqua è infatti il più importante veicolatore di informazioni del nostro corpo; basti pensare che siamo costituiti in buona parte di acqua (figura 10) e che è possibile curarsi quasi esclusivamente con l'acqua come ha dimostrato il famoso medico iraniano Fereydoon Batmanghelidj.

Secondo Alexander Lowen: "La vita emotiva di una persona dipende dalla motilità del suo corpo, che a sua volta è funzione del flusso di eccitazione che la pervade. Più il corpo è vivo, più si è nel mondo". La malattia è schiavitù: induce l'individuo a ritirarsi in se stesso.

La personalità adulta è la risultante di più strati che dovrebbero essere tra loro integrati e non conflittuali. Questi strati che costituiscono l'espansione della coscienza, seguono i cinque gradini di sviluppo con qualità specifiche collegate:

1. neonato: amore e piacere;
2. bambino: creatività ed immaginazione;
3. ragazzo/a: giocosità e divertimento;
4. giovane adulto: storia d'amore e avventura;
5. adulto: realtà e responsabilità.

Ognuno di questi strati continua a vivere nella persona adulta. Se uno è bloccato o non accessibile la personalità ne risulta in conflitto e limitata.

Solo se il soggetto può accedere liberamente ai vari strati la personalità sarà integrata.

Alla nascita ogni individuo acquisisce una sua visione del mondo. Essa è in relazione alla percezione che il feto prima e il bambino poi ha della realtà che lo circonda. Se percepisce che uno dei suoi diritti elementari gli è negato blocca il libero fluire della sua energia. Questo blocco energetico primario, oserei dire karmico, determina la struttura caratteriale di fondo e il relativo funzionamento dei chakra. Lo sviluppo di questi ultimi si completa a 21 anni raggiungendo l'esatto sviluppo delle precedenti incarnazioni.

L'energia dovrebbe fluire nel corpo in modo uniforme verso il capo, i genitali e gli arti (figura 11), la sua irregolare distribuzione determina delle strutture emozionali e caratteriali [1].

Distribuzione carica energetica

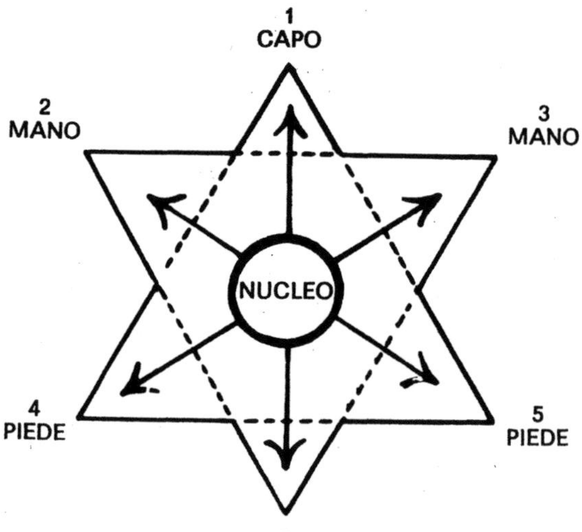

Fig. 11 - Distribuzione dell'energia nelle varie zone del corpo: capo, arti e genitali.

[1] Il fine del lavaggio emozionale è svincolare il soggetto dagli schemi energetici del suo corpo e lavorando attraverso il corpo farlo riappropriare della sua onnipotenza originaria.

Premesso che non è possibile inquadrare un essere umano in una struttura schematica elenchiamo le cinque personalità di base secondo Lowen che corrispondono ai cinque diritti elementari disattesi.

Struttura schizoide: questa struttura energetica nasce dalla percezione che ha il bambino di rifiuto da parte della madre. Sentendo che gli è negato il diritto di esistere rifiuta l'esperienza del mondo fisico e la sua anima si ritrae nel mondo spirituale. Il suo tema di fondo è la difesa.

Tutte le esperienze che avvertirà come minacciose lo faranno rifugiare nel suo mondo soggettivo. È presente rabbia repressa che impedisce la realizzazione della creatività. Vi è una netta scissione energetica tra il cuore e la testa. Il corpo è separato in due a livello diaframmatico con disarmonia delle sue varie parti (figura 12).

L'energia è trattenuta e bloccata da tensioni muscolari croniche a livello di capo, spalle, pelvi, e anche diaframma. La carica rimane congelata nel nucleo. Vi è discrepanza tra le due metà del corpo: mettendo il corpo ad arco si può evidenziare la linea del corpo spezzata. Anche la personalità è spaccata in due con atteggiamenti opposti (vergine/puttana, arrogante/avvilito ecc.).

Vive il corpo come una macchina, non ha capacità di contatto, il suo corpo non sente. Lo schizoide è di fondo infelice e riproporrà nella sua vita il non contatto.

Caratteri costituzionali:

Corpo	Smilzo e contratto
Muscoli periarticolari	In spasmo
Braccia	Pendenti come appendici
Piedi	Contratti e freddi, spesso all'infuori
Muscoli	Sottili
Viso	Come con una maschera
Occhi	Privi di vita e di comunicativa
Capo, tronco, gambe	Formano angoli ai punti di incontro

Non sente il suo diritto di esistere. Se qualcuno rompe la sua barriera entrerà nel panico con reazioni distruttive. Può arrivare ad odiare chi ha rotto la sua barriera.

Nell'infanzia sono frequenti i terrori notturni.

Schizoide

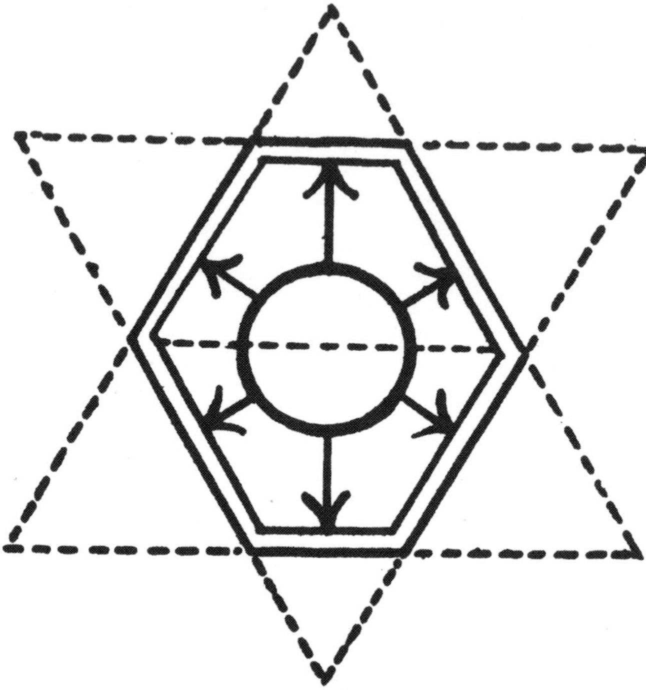

il corpo è diviso in due

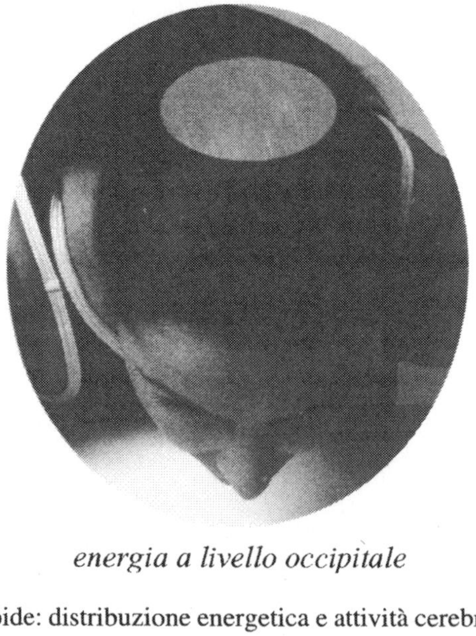

energia a livello occipitale

Fig. 12 - Struttura schizoide: distribuzione energetica e attività cerebrale.

Fisiologia dei chakra: sono più attivi i chakra posteriori degli anteriori, i lati destro e sinistro dei chakra sono in disequilibrio con prevalenza spesso della porzione destra (possibile aggressività e rabbia repressa). I chakra più attivi sono il 7°, la parte anteriore del 6° e del 3° e la parte posteriore del 2°

Fisiologia cerebrale: energia concentrata a livello occipitale, ridotta a livello frontale

Temperatura cutanea: mani e piedi freddi

Il significato karmico di questa struttura caratteriale è realizzarsi nel mondo fisico.

Struttura orale: questa struttura energetica nasce dalla percezione che ha il bambino di negazione del diritto di essere nutrito (in tutti i sensi, anche affettivamente); ciò implica un cattivo sviluppo del chakra sacrale. La deprivazione per perdita affettiva può essere dovuta a morte, malattia, assenza o depressione della madre o semplicemente distacco affettivo.

È presente carenza energetica: l'energia fluisce debolmente verso la periferia. La maggiore carenza è verso le zone inferiori con pulsione sessuale molto debole (figura 13).

Caratteri costituzionali:

Caratteristiche fisiche generali	Immaturità
Corpo	Lungo e sottile
Occhi	Deboli con tendenza alla miopia
Genitali	Eccitazione ridotta
Muscolatura	Debole e sottosviluppata soprattutto negli arti
Gambe	Sembrano che non ce la facciano a sostenere il corpo
Ginocchia	Bloccate, rigide per sorreggere il corpo
Peluria	Ridotta
Respirazione	Poco profonda per difficoltà di succhiare
Pelvi	Spesso più piccola del normale

Orale

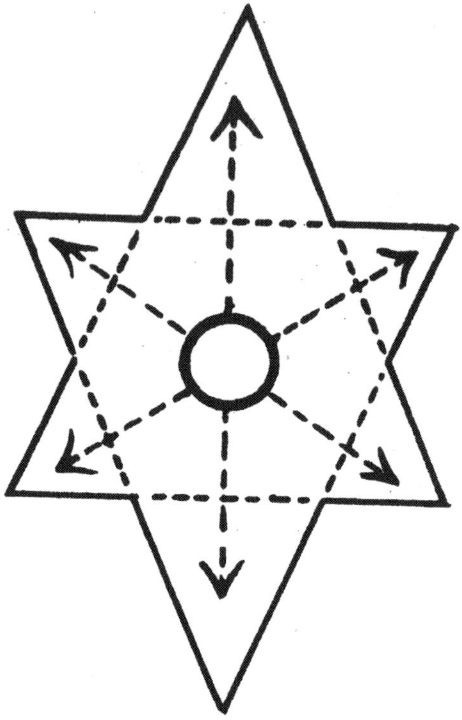

carenza energetica alla periferica

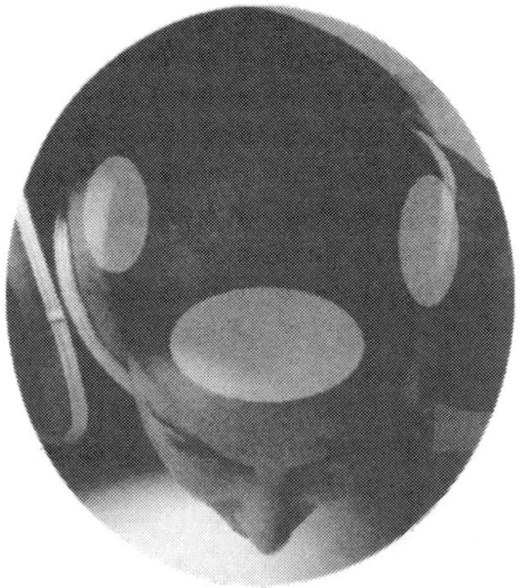

energia a livello frontale e laterale

Fig. 13 - Struttura orale: distribuzione energetica e attività cerebrale.

Possiede molti tratti del periodo orale: scarso senso di indipendenza, tendenza ad aggrapparsi agli altri. Questi soggetti tendono ad aggrapparsi agli altri per paura di essere abbandonati, hanno un basso livello di aggressività, bisogno di sostegno e di cura.

Non chiedono quello di cui hanno bisogno per la convinzione di non poterlo ricevere. Utilizzano la propria sessualità per ricevere affetto dagli altri.

Il tema di fondo è la deprivazione affettiva che porta a carenza energetica.

Questi soggetti hanno difficoltà sia a dare, sia a prendere: difficoltà a nutrire e nutrirsi.

C'è un senso di vuoto interiore con l'attesa che qualcuno lo riempia. Ogni volta che il tipo orale dice "ti amo" vuol dire "voglio amore".

Per aiutare l'orale ad uscire dai suoi problemi è necessario stimolarlo a 'riconoscere i proprio bisogni', perché non sa chiedere e non sa prendere.

L'umore può oscillare tra depressione ed esaltazione.

Spesso è presente una storia di sviluppo precoce (il bambino impara precocemente a camminare e a diventare indipendente).

Nella coppia l'orale attira persone che si occupano di lui, ma che non soddisfano mai il suo reale bisogno. Questi soggetti pensano sempre che debbano ricevere quello che vogliono senza chiederlo.

È possibile che sviluppino un carattere aggressivo come compensazione a un profondo sentimento di impotenza.

In alcuni casi la struttura orale può colorirsi di tratti schizoidi.

Fisiologia dei chakra: tutti i chakra sono ipoattivi, i più attivi sono il 7° e la parte anteriore del 6°, da cui una buona chiarezza mentale.

Fisiologia cerebrale: l'energia si accumula a livello frontale e laterale.

Temperatura cutanea: torace freddo.

Il significato karmico di questa struttura caratteriale è liberarsi dalla paura dell'abbandono e ritrovare fiducia nella vita.

Struttura psicopatica: questa struttura energetica nasce dalla percezione infantile di non avere diritto di ricevere supporto fisico ed emozionale, perché da un lato il genitore del proprio sesso è stato percepito come assente, e dall'altro quello di sesso opposto ha mostrato complicità e seduttività. Viene quindi alterato lo sviluppo del 2°, 3° e 4° chakra. La caratteristica di questa struttura è dominare gli altri.

L'energia è spostata in alto, il torace è sollevato e le spalle sono in alto (figura 14).

Psicopatico

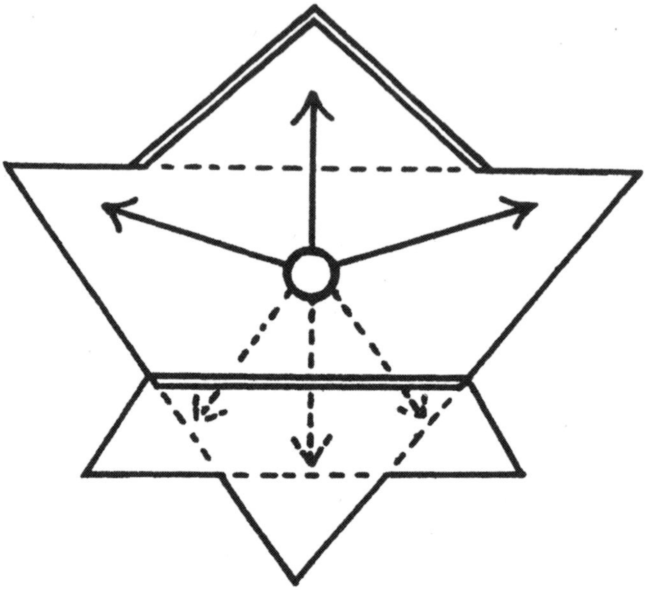

energia spostata in alto

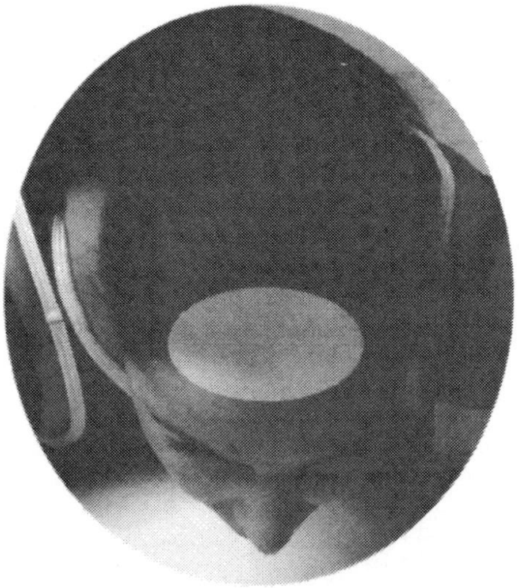

energia a livello frontale

Fig. 14 - Struttura psicopatica: distribuzione energetica e attività cerebrale.

Caratteri costituzionali:

Caratteristiche fisiche generali • quando predomina prepotenza e sopraffazione	Parte superiore del corpo rigida e gonfia (ipertrofia dell'Io) Parte inferiore simile all'orale Pelvi debolmente carica e rigida
Caratteristiche fisiche generali • quando prevale la seduzione	Aspetto più regolare, non gonfiato Dorso iperflessibile Pelvi sovraccarica, ma non connessa con la parte superiore
Occhi	Guardinghi e diffidenti per chiusura alla visione e alla comprensione Forte tensione del segmento oculare
Capo	Contratto con tensione del segmento orale: deve tenere in pugno il corpo
Diaframma	Flusso energetico disturbato per spasticità a questo livello

Il tema di fondo è: "Non riuscirai ad avere potere su di me"; di conseguenza si crea un'immagine di onnipotenza per compensare il senso di impotenza inferto dal genitore seduttivo. Anche lui è seduttivo e quindi controlla. Domina con prepotenza e sopraffazione o con seduzione.

Per difendersi deve razionalizzare e controllare. È sempre pronto a soddisfare i bisogni degli altri non per amore, ma per controllo.

La mente è ostile al corpo, soprattutto alle sensazioni sessuali.

Durante le sedute di LER hanno difficoltà a chiudere gli occhi per il loro bisogno di controllare.

Lo psicopatico ha fissazione orale, ha bisogno cioè di qualcuno da controllare da cui però è anche dipendente.

Il bisogno di controllo nasce dalla paura di essere controllati e usati.

Tutto origina da una lotta tra genitore e figlio per il potere. Una sconfitta non può essere assolutamente accettata.

Fisiologia dei chakra: iperattività posteriore del 4° e 5° chakra *Fisiologia cerebrale*: l'energia è tutta concentrata nella regione frontale *Temperatura cutanea*: gambe e bacino freddi

Il significato karmico di questa struttura caratteriale è apprendere ad abbandonarsi ai propri sentimenti e alla propria sessualità.

Struttura masochistica: questa struttura energetica nasce dalla percezione del bambino di aver negato il diritto di essere autonomo, per amore invasivo durante la prima infanzia da parte di uno dei genitori, in genere la madre. Da qui si ha un errato sviluppo del 2° e 3° chakra.

Da un lato è presente una madre che si autosacrifica e asfissia il figlio colpevolizzandolo se cerca di dichiarare la sua libertà, e dall'altro un padre in genere passivo e sottomesso.

Il tema di fondo è "Io non voglio". La relazione con la madre è di carattere fortemente invasiva. La madre non vede e non rispetta lo spazio sacro del figlio.

Vari possono essere i modi di invadere lo spazio del figlio, anche il gesto di imboccare può colorarsi di invasività.

Lo schema energetico è implosivo verso l'interno (figura 15), spesso caratterizzato da forte rabbia inespressa e forte ansia da castrazione. Il blocco maggiore è nel collo e nella vita con ansia e paura di esporsi ai rischi o di mettere il collo fuori.

Questi soggetti danno una grande importanza al cibo e all'evacuazione perché esercitano una pressione fisica dall'alto e dal basso.

Da piccoli spesso le espressioni di rabbia sono represse e ci si sente in trappola.

Forte è il senso dell'umiliazione che provano se lasciano uscire le cose liberamente attraverso il vomito e lo sporcarsi.

Caratteri costituzionali:

Corpo	Basso, tarchiato, muscoloso
Collo	Corto e grosso con capo incassato
Vita	Corta e grossa
Pelvi	Avanzata
Sedere	Tenuto indietro e appiattito (simbolicamente con la coda tra le gambe)
Pelle	Scura

Aggressione ridotta e sostituita da comportamento provocatorio. Autoaffermazione ridotta. Lamento espiratorio talora accentuato.

Vi è senso di colpa nell'affermare la propria individualità per timore di essere umiliati. Questi soggetti anche se danno l'impressione di sottomettersi in realtà non lo fanno mai; tendono a provocare gli altri e hanno rabbia repressa con paura di esplodere da un momento all'altro.

Come sempre avviene ripropongono sugli altri quello che hanno imparato: tendono cioè a svalorizzare, denigrare, criticare e disprezzare.

Masochistica

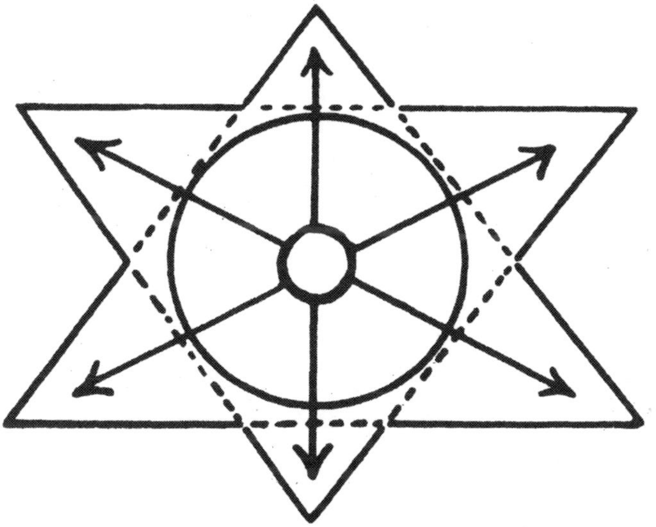

energia che implode all'interno

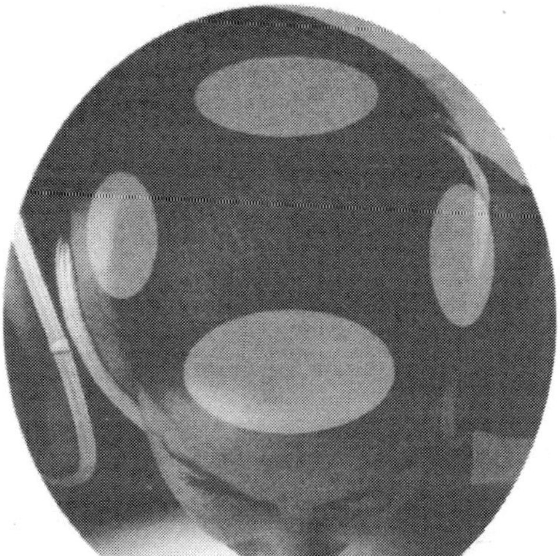

energia a livello frontale, parietale e occipitale

Fig. 15 - Struttura masochistica: distribuzione energetica e attività cerebrale.

Non si espongono alle critiche e ai giudizi. Si affermano con aggressività e rabbia per non essere contraddetti.

Durante le sedute di lavaggio emozionale (LER) tenderanno in tutti i modi di farle fallire.

Dal punto di vista fisiologico vi è squilibrio tra contrazione ed espansione.

Nel maschio si può avere impotenza o eiaculazione precoce e nella femmina difficoltà all'orgasmo; la sessualità viene spesso vissuta come sporca.

Fisiologia dei chakra: iperattività del 3° e 6° anteriormente e spesso del 2° posteriormente

Fisiologia cerebrale: l'energia è a livello frontale, parietale e occipitale

Temperatura cutanea: glutei freddi

Il significato karmico di questa struttura caratteriale è imparare a liberarsi dell'aggressività repressa e della paura di essere umiliati.

Struttura rigida: questa struttura energetica nasce dalla percezione che ha il bambino di non avere il diritto di amare sessualmente, per cui si ha sviluppo disarmonico del chakra del cuore con chiusura anteriore. Il tutto nasce dalla sensazione di rifiuto o di mancanza d'amore da parte del genitore di sesso opposto. I sentimenti sono controllati in maniera rigida e il senso dell'orgoglio è esasperato. Spesso all'origine il bambino ha vissuto un rifiuto del suo piacere erotico e sessuale come un tradimento del suo protendersi verso l'amore. Molto spesso vi è stata proibizione della masturbazione durante l'infanzia.

Caratteri costituzionali:

Muscoli	Spastici
Corpo	Proporzionato ed armonioso
Occhi	Brillanti
Pelle	Ottimo colorito
Gesti e movimenti	Vivaci

Il carattere rigido ha paura di cedere perché ciò porterebbe a sottomissione e crollo. Sono orgogliosi per difesa.

La rigidità si manifesta con il trattenersi, con il tener controllata la schiena.

In questa struttura tutti i punti di contatto con l'ambiente sono abbastanza carichi, il che favorisce la capacità di verificare la realtà prima di agire (figura 16).

Rigido

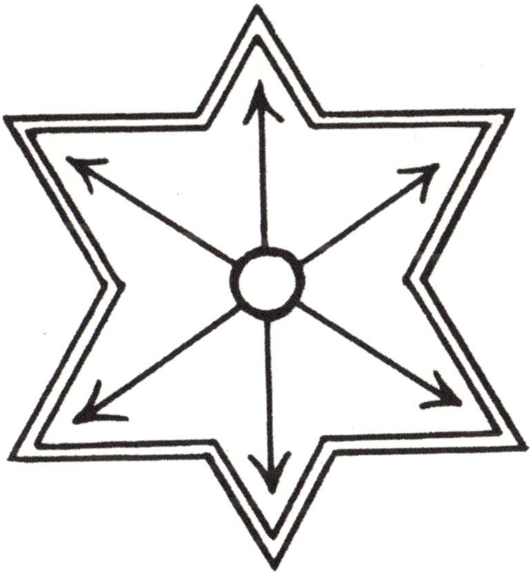

punti di contatto con l'ambiente carichi

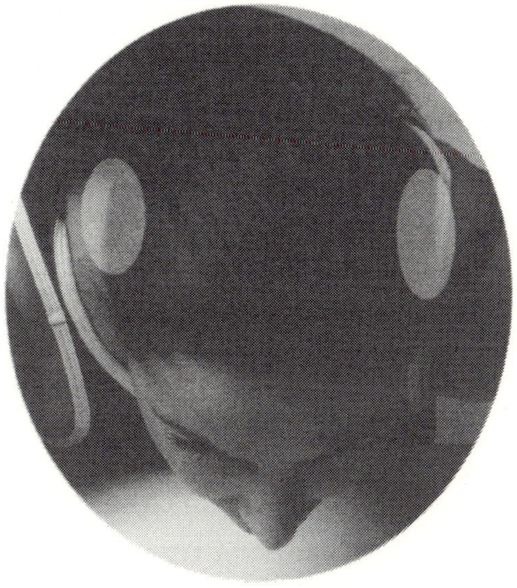

energia a livello laterale

Fig. 16 - Struttura rigida: distribuzione energetica e attività cerebrale.

Fisiologia dei chakra: 2°, 3°, 4° e 5° chakra sono iperattivi posteriormente
Fisiologia cerebrale: l'energia si accumula a livello laterale
Temperatura cutanea: bacino freddo

Il significato karmico di questa struttura caratteriale è imparare a manifestare i propri sentimenti e a collegare la sessualità con l'amore.

"Respirare profondamente è sentire profondamente".

Alexander Lowen

4. Respiro ed Energia

Tutto nel regno materiale respira, il respiro è infatti testimone della polarità, del ciclo nascita/morte. Tutto si espande e si contrae secondo il ritmo Yin-Yang.

Qualsiasi parte del corpo o della materia ha il suo campo energetico e il suo ritmo che è ritmo respiratorio. Ogni specie ha il suo ambito di espansione e contrazione biologica, cioè il suo bioritmo.

Ogni materia ha una propria struttura con il proprio respiro e la propria frequenza di radiazione.

Nelle cellule organiche la bioenergia viene prodotta dal loro ritmo di respirazione, cioè dal ritmo della loro estensione e della loro contrazione. Tramite questo ritmo il nostro organismo emette un campo bioenergetico dotato di caratteristiche elettromagnetiche.

Il trasferimento della bioenergia dal trasmettitore al ricevente segue il principio della risonanza.

Il respiro polmonare è una delle forme primordiali di produzionc energetica nell'uomo e negli animali superiori.

"*Durante l'inspirazione, il diaframma si abbassa ed esercita una pressione sugli organi addominali; in altre parole, comprime la cavità addominale. Inversamente, durante l'espirazione il diaframma si solleva diminuendo la pressione sugli organi addominali; la cavità addominale si espande. Sia la cavità toracica che quella addominale alternativamente si espandono e si contraggono durante l'espirazione*" (Reich).

Il diaframma, che è il più grande e potente muscolo del corpo, ha una forma molto particolare: un otto rovesciato, simbolo dell'infinito e del ritmo cosmico.

Il diaframma può considerarsi il secondo cuore dell'organismo. Infatti sviluppa una forza emodinamica di gran lunga superiore al cuore, in un minuto compie un quarto delle contrazioni cardiache, ma la superficie della pompa è molto più estesa e la forza propulsiva è di gran lunga maggiore.

Il diaframma come il cuore svolge la sua funzione in quattro fasi: eccitazione, espansione, contrazione e rilassamento.

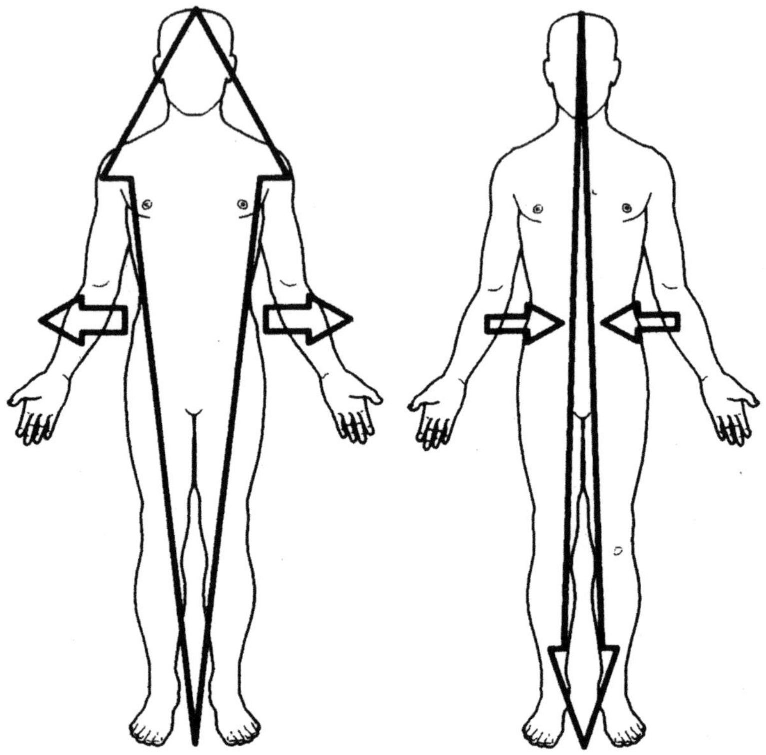

Fig. 17 - Il movimento respiratorio cranio-sacrale.

Durante l'inspirazione, l'energia scorre dal basso verso l'alto; nell'espirazione, invece, l'energia scende, riattraversando il corpo in senso inverso (figura 17).

Esistono tre tipi di respirazione:

- una esterna naso/bocca-trachea-bronchi-alveoli polmonari, il contatto tra l'aria proveniente dal macrocosmo e la propria corporeità avviene a livello degli alveoli polmonari attraverso una superficie di 70 mq;
- una interna o cellulare che procede attraverso il sangue fino ai tessuti e alle cellule (che come vedremo si esalta con gli esercizi di ritenzione del respiro);
- una più interna o primaria che dà ritmo ai fluidi e ai tessuti provocando fluttuazione longitudinale dei liquidi e movimento cranio-sacrale a livello tessutale.

In generale si indica col termine respirazione l'alternarsi delle fasi del respiro: inspirazione ed espirazione. Si tratta di due fasi polari yin-yang costituite dalla contrazione dei muscoli respiratori volontari e dal conseguente ritorno elastico dei polmoni e della cassa toracica.

L'inspirazione è controllata dai muscoli respiratori volontari che determinano l'allargamento e l'innalzamento della gabbia toracica, con riduzione della pressione negli alveoli polmonari che di conseguenza aspirano l'aria.

I muscoli inspiratori sono principalmente:
• il diaframma; • i muscoli intercostali esterni; • i muscoli sternocleidomastoidei; • i muscoli vertebrali.

Nella civiltà occidentale il ruolo del diaframma come muscolo fondamentale e principale è sottovalutato, per cui la respirazione viene attuata in modo superficiale col torace e soprattutto con l'innalzamento delle clavicole, quindi con i muscoli intercostali e con gli sternocleidomastoidei. La respirazione toracica superficiale immette una quantità di aria nei polmoni tre volte inferiore rispetto alla respirazione completa diaframmatica; ciò vuol dire che una respirazione diaframmatica equivale a tre respirazioni toraciche.

I muscoli espiratori svolgono invece una azione passiva dovuta al ritorno elastico del complesso gabbia toracica-polmoni dopo il rilasciamento dei muscoli inspiratori.

La regolazione del ritmo respiratorio avviene nella sostanza reticolare del tronco encefalico.

Si può comunque effettuare un'espirazione forzata con l'intervento dei muscoli espiratori.

I muscoli espiratori sono:
• i muscoli intercostali interni deputati all'abbassamento delle costole; • i muscoli addominali la cui contrazione aumenta la pressione intra-addominale.

In realtà come vedremo questi muscoli dovrebbero entrare insieme al diaframma in una respirazione completa, ma abbiamo dimenticato nei secoli il corretto uso della respirazione.

Con ogni movimento respiratorio avviene una modificazione dello spazio interno. Attraverso il respiro si prende consapevolezza del ritmo. In ogni istante e in ogni momento tutto cambia, la forma si trasforma. Queste tre dimensioni: spazio, ritmo e forma permettono la triade, rottura-scissione-creazione, variabile ogni micro-secondo che corrisponde a organizzazione-disorganizzazione-riorganizzazione. È questa la simbolica profonda della respirazione. L'atto del respirare svela attraverso questa triade bio-meccanica lo stato energetico dell'uomo nel suo cammino incarnativo.

Il respiro è un ponte tra il cuore e il cervello, tra la parte profonda, emozionale, e quella cerebrale, razionale, una chiave d'accesso ai labirinti dell'inconscio.

Molteplici sono i fattori psico-emozionali che intervengono nel manifestarsi del respiro: nei momenti di ansia e di paura il respiro diventa superficiale, a volte si blocca quasi. In maniera automatica la respirazione si riduce (ritmo-spazio) e si irrigidisce (forma), la muscolatura si contrae per proteggerci da emozioni che ci farebbero sentire ancora più insicuri. In questo modo la nostra vitalità e capacità di reazione è ridotta al minimo: diveniamo schiavi di emozioni presenti e passate.

Il respiro modifica continuamente i suoi parametri di spazio, ritmo e forma in funzione dello stato emotivo. Così passiamo dal respiro soffocato della paura al respiro clavicolare ansimante dell'ansia e dello stress, al respiro lungo e profondamente rilassato di chi è innamorato.

L'inspirazione è un fenomeno centripeto, yang, di tensione, di carica; l'espirazione corrisponde a un movimento centrifugo, yin, di distensione, di scarica. Si potrebbe dire che l'inspirazione è simbolicamente correlata all'energia maschile e l'espirazione a quella femminile.

L'atto di sospirare può avere entrambe le valenze:

- sospiro centripeto, yang (contrazione), che produce tensione ed è caratteristico delle persone ansiose o con crisi di panico, il così detto fiato mozzo;
- sospiro centrifugo, yin (rilassamento), che produce distensione ed è liberatorio.

Ogni movimento del corpo è governato dalla respirazione. La respirazione comunica attraverso ritmo, spazio e forma il vissuto del soggetto sia esso di amore, di paura, di ansia, di collera, di sessualità o di altra natura.

Il mondo è fatto di dare e avere, di yin e yang in continuo reciproco scambio. Solo chi fa di se stesso uno spazio vuoto è pronto a ricevere.

Ogni relazione si fonda su di uno scambio reciproco. Il dare genera sempre l'avere e viceversa.

L'universo si basa su uno scambio dinamico: il dare e il ricevere rappresentano due aspetti diversi del suo flusso energetico.

'Dare' e 'Avere' esprimono il battito eterno della vita: il respiro della vita.

Con il respiro noi cediamo qualcosa all'universo e in cambio prendiamo qualche altra cosa.

Il respiro rappresenta sul piano fisico, emozionale e spirituale un ponte tra inconscio e conscio, tra microcosmo e macrocosmo: una chiave d'accesso ai labirinti dell'inconscio.

La respirazione è il prototipo della comunicazione, non a caso iniziamo l'atto respiratorio proprio alla nascita quando ci mettiamo in rapporto (comunicazione) con il macrocosmo esterno. Anche il macrocosmo respira e vi è una connessione tra il numero dei respiri dell'uomo e l'anno cosmico (un uomo fa in media in un minuto 18 respiri che in 24 ore dà 25.920 respiri); questo stesso numero equivale agli anni necessari al sole per percorrere tutto lo spazio dello zodiaco e ritornare nello stesso punto il giorno dell'equinozio di primavera. Quindi 25.920 anni costituiscono un anno cosmico così come 25.920 respiri costituiscono un giorno di vita umana.

L'universo in tutte le sue parti è espressione di ritmo e tutti gli organismi attingono alla sorgente della vita nella misura in cui si armonizzano con i modelli del macrocosmo.

Esistono ritmi più profondi e sottili della respirazione polmonare che acquisiamo alla nascita, una respirazione più primordiale derivata dalla combinazione di molti fattori compresa la respirazione polmonare e la circolazione sanguigna, che inonda come delle maree organi, tessuti e cellule: 'il respiro della vita' o 'respiro primario' che dà ritmo ai fluidi e ai tessuti. Durante la fase inspiratoria un delicato movimento sale verso l'alto lungo la linea mediana (Vaso Concezione-Vaso Governatore) e si espande nei due emisomi mentre in quella espiratoria scende restringendosi (figura 17).

Il liquido cerebrospinale si muove in sincronicità con il respiro lungo il tubo neurale, sollevando il corpo nell'inspirazione ed abbassandolo nell'espirazione e determinando il movimento cranio-sacrale. Durante queste fasi inspiratorie-espiratorie tutti i tessuti si muovono in maniera impercettibile (da 10 a 40 micron) in flessione/estensione o rotazione interna/esterna.

Il tubo neurale nel quale circola il liquido cerebrospinale è collegato superiormente all'occipite ed inferiormente alla seconda vertebra sacrale. Nella trasmissione degli impulsi l'occipite e l'osso sacro (con il fulcro sul secondo segmento sacrale) si muovono sincronicamente. Più esattamente si attua una rotazione dell'osso sacro in basso ed in senso inverso dell'osso sfenoide, intracranico, in alto. L'osso sacro si allarga e si srotola in inspirazione e si restringe ed arrotola in espirazione. Stando distesi supini con gambe piegate in posizione base (figura 9) il bacino oscilla indietro e verso il basso (si srotola) nell'inspirazione e viene in avanti e verso l'alto (si arrotola) nell'espirazione. In tutto questo meccanismo è fondamentale in basso la corretta mobilità del bacino e in alto la corretta espansione della gola. Se la gola è contratta vengono soffocati i sentimenti, il pianto e le urla: il singhiozzare apre la gola e il ventre.

I movimenti respiratori per la loro connessione con i ritmi cosmici ci fanno cittadini dell'universo e sono sinonimo di scambio affettivo. Chi non è in grado di effettuare uno scambio affettivo non respira né con il corpo (blocchi bioenergetici del bacino, della gola o di altri segmenti) né con i polmoni (asma e enfisema).

Il ritmo yin-yang del respiro oltre ad alterare spazio e forma della cavità toracica e addominale favorisce la loro fluida interconnessione. Se non c'è movimento si ha separazione, mancanza di comunicazione e d'informazione. Da qui l'importanza di imparare la respirazione profonda attuata con la completa mobilità diaframmatica che implica il riempimento dei tre spazi respiratori polmonari: inferiore, medio e superiore (figura 18).

Un diaframma teso blocca la comunicazione tra 3° e 4° chakra, tra la visceralità e l'affettività.

Tutte le malattie sono determinate da blocchi informativi, cioè da energia che non riesce a fluire. Da qui l'importanza della respirazione.

La memoria cellulare è come un nastro registrato. Per sciogliere le informazioni memorizzate sul nastro ed integrarle occorre energia. L'ossigeno è la pompa primaria di questa energia.

Il cibo si trasforma in energia attraverso l'utilizzo dell'ossigeno e come la legna ha bisogno dell'ossigeno per mantenere il processo. Il ritmo della combustione è legato alla quantità di ossigeno disponibile.

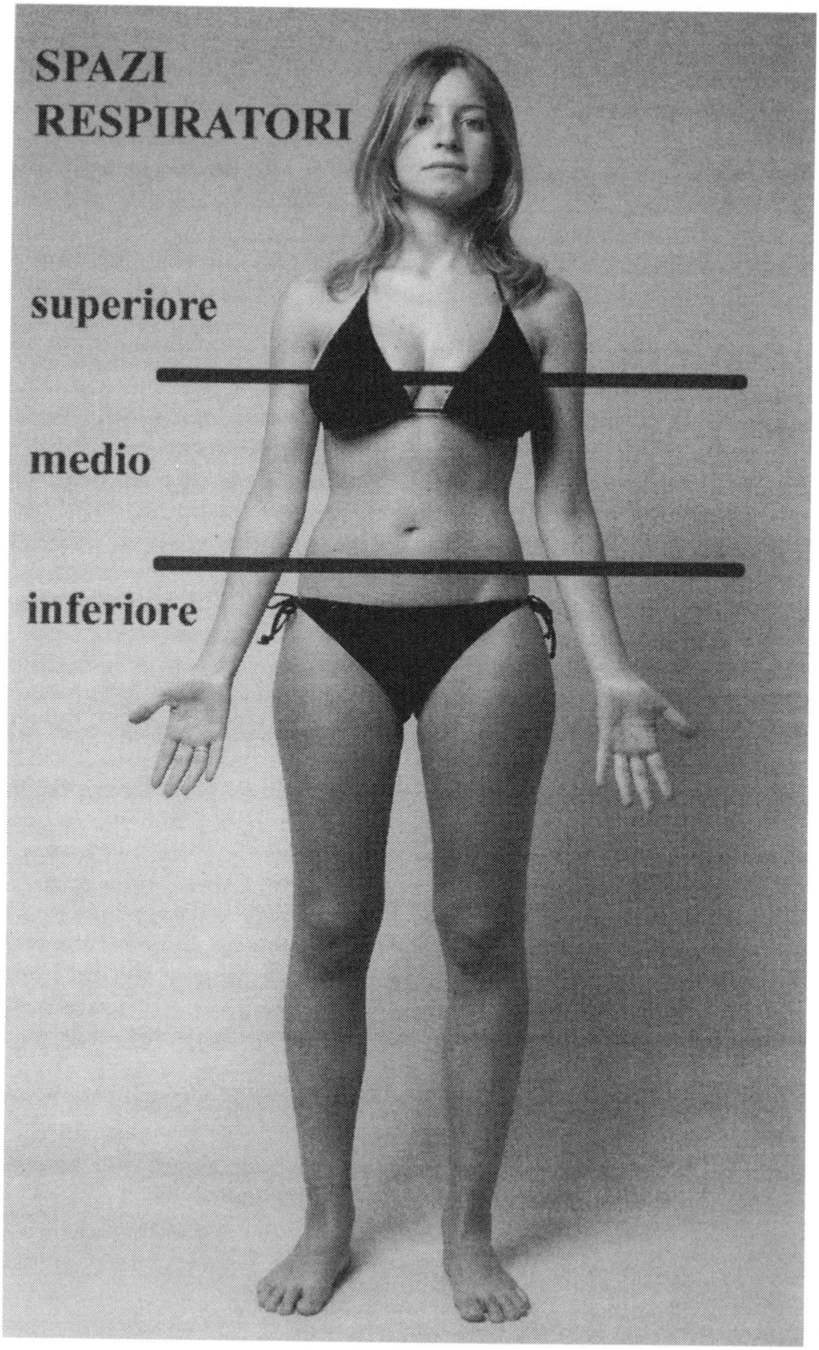

Fig. 18 - I tre spazi respiratori.

L'ossigeno è quindi d'estrema importanza in tutti i processi energetici e vitali.

Una carenza di ossigeno genera un accumulo di ossido di carbonio, che favorisce il deposito di grassi sulla parete delle arterie accelerando l'arteriosclerosi.

Uno scambio insufficiente favorisce l'accumulo di biossido di azoto nel sangue, per cui le cellule killer del sistema immunitario diventano meno aggressive, lasciando via libera ai processi infettivi.

È alla nascita che l'organismo viene a contatto con l'aria atmosferica, i polmoni si espandono con gran dolore e in pochi istanti cambiano numerose funzioni fisiologiche, tra queste la circolazione sanguigna ed il cuore subiscono profonde trasformazioni.

Il polmone del neonato si espande in pochi istanti e già al primo respiro viene creata la capacità polmonare funzionale residua, che è una riserva costante del polmone. Le variazioni a livello del circolo sanguigno polmonare sono conseguenti alla chiusura di speciali aperture, utili al circolo fetale e non a quello del neonato. Entro un solo minuto dal primo respiro si chiude il foro ovale e dopo circa 30 minuti si restringe il dotto arterioso di Botallo. Questi forami sono indispensabili alla circolazione fetale in cui i polmoni sono inerti, ma con il primo respiro la circolazione fetale da destra a sinistra gradualmente si inverte. Da tutto questo si deduce che il primo respiro è per il neonato l'esperienza più traumatica della sua vita: è la '*madre di tutte le emozioni*'. Ogni emozione quindi che non si riesce a vivere nel corpo durante la vita si trasformerà in una alterazione di spazio, ritmo e forma respiratoria.

Per rimuovere quindi i blocchi informativi causa di squilibrio o di malattia è fondamentale riappropriarsi del respiro che permette di equilibrare 'prana' e 'apana', cioè le energie che scorrono lungo il midollo o più propriamente in tre invisibili canali energetici: Ida, Pingala, Sushumna. Quest'ultimo è centrale, alla sua destra è Pingala, alla sinistra Ida. Le due arterie astrali si uniscono al Sushumna alla radice del naso dove risiede il 'Centro Cristico' o terzo occhio che è in rapporto con il lobo frontale. Il prana aspirato dal naso si diffonde quindi in questo circuito e da qui in tutti i meridiani e i chakra.

I greci usavano la parola *pneuma* per esprimere sia il respiro che lo spirito, in effetti questo concetto è identico a quello di prana nella cultura yoga e taoista. Per gli yogi il flusso di aria nel corpo fisico è in relazione costante con il prana ('Energia' nella tradizione occidentale, 'Chi' nella tradizione cinese e 'Ki' in quella giapponese).

Il respiro non è presente in entrambe le narici durante il giorno, fatta eccezione per tempi assai limitati. Normalmente interessa per 24 minuti ogni narice.

A destra scorre energia maschile, il respiro sole degli yogi, l'energia di Pingala, a sinistra l'energia femminile di Ida, il respiro luna degli yogi. Il respiro luna attraversa la narice sinistra ed interessa il gran simpatico, mentre il respiro sole attraversa quella destra e coinvolge il pneumogastrico.

Il respiro a quattro fasi

Le tecniche indiane dello yoga pranayama così come quelle cinesi taoiste da secoli insegnano varie tecniche respiratorie. Secondo queste secolari pratiche esistono quattro stadi di controllo del respiro che sono:

- inspirazione;
- ritenzione;
- espirazione;
- pausa.

Le prime due di carica energetica yang e la terza e la quarta di scarica energetica yin.

Gli esercizi di controllo del respiro si possono fare in piedi, seduti o distesi. La posizione in piedi è quella classica di tutti gli esercizi taoisti: piedi paralleli alla larghezza delle spalle per gli uomini e aperti a 45° per le donne, ginocchia leggermente flesse e in dentro come stringendo un cavallo al galoppo, spalle rilassate, colonna vertebrale dritta, pelvi libera, piegata in avanti e non bloccata.

La posizione seduta può essere a terra, posizione del loto, o in ginocchio seduti sullo sgabello da meditazione o su una sedia con il bacino sul bordo anteriore, con colonna sempre dritta e staccata dallo schienale[1]. La posizione sdraiata può essere distesa supina o distesa con ginocchia piegate, piedi a terra (posizione LER) o su un fianco.

La respirazione viene effettuata con il naso o con la bocca secondo la situazione macrocosmica esterna: fermo restando l'inspirazione nasale si espira con il naso se il tempo è freddo e asciutto, si espira con la bocca (lingua sul palato che spinge gli incisivi superiori) se l'aria è calda e umida.

Vediamo ora di esaminare le quattro fasi degli esercizi respiratori.

L'inspirazione deve iniziare dopo una espirazione forzata con forte contrazione della parete addominale, seguita da rilassamento addominale e lenta inspirazione nasale portando l'aria nello spazio polmonare inferiore con contrazione del diaframma e rigonfiamento addominale. Dopo aver riempito lo spazio inferiore si continua ad inspirare portando aria nella zona respiratoria media e quindi nella zona superiore, sempre senza forzare. Basta arrivare ad un riempimento di circa due terzi della capacità polmonare. Finita l'inspirazione si manda la bolla energetica del respiro in basso nella zona pelvica gonfiando l'addome.

La ritenzione del respiro corrisponde alla cosiddetta '*risposta di immersione*' o respirazione cellulare e corrisponde alla respirazione fetale che come sappiamo non avviene attraverso i polmoni ma attraverso il flusso sanguigno materno. In pratica dopo l'inspirazione si blocca il respiro polmonare per avviare il respiro cellulare, cioè lo scambio di ossigeno a livello di cellule, mucose, tessuti e organi.

[1] Per mettersi nella giusta posizione da seduti, bisogna immaginare di essere appesi a un filo a piombo che partendo dal perineo – zona tra genitali e ano – passa lungo la colonna vertebrale ed esce dalla sommità del capo agganciandosi ad un ipotetico punto sovrastante.

La definizione di '*risposta di immersione*' deriva dagli esperimenti fatti sulla respirazione delle foche in immersione. Questa risposta di immersione che provoca la respirazione cellulare è comune alla nascita ed è possibile mantenerla in neonati nati con parto in acqua che continuino a effettuare immersioni dopo la nascita. Questi soggetti sono capaci di rimanere in apnea anche per molto senza dover ricorrere alla respirazione polmonare; si tratta di una facoltà naturale che gradualmente viene disimparata e che può essere con l'esercizio riacquisita. Con la ritenzione del respiro il battito cardiaco rallenta a più della metà, la pressione arteriosa si riduce sensibilmente, tutte le cellule cominciano a respirare con un'onda energetica che degrada i glucidi ed espelle tossine, il calore del corpo aumenta. Nel Tibet gli yogi raccolgono calore nell'addome attraverso il 'tummo yoga' o 'fuoco nel ventre', un esercizio di ritenzione del respiro attraverso il quale è possibile diffondere calore dal ventre a tutta la superficie cutanea.

Un esercizio a cui devono sottoporsi i praticanti tibetani consiste nel sedere per terra nei pressi di un lago gelato, e dopo essersi messo addosso un lenzuolo immerso nell'acqua gelata, asciugarlo col calore prodotto con la ritenzione del respiro. In conclusione la ritenzione del respiro, senza forzatura, ha effetti positivi su tutte le funzioni organiche, aumenta la secrezione di pepsina, migliorando la peristalsi digestiva e tutta la fisiologia del canale gastro-enterico. Durante la ritenzione è possibile sentire vampate o formicolii negli arti o lungo la colonna vertebrale dovute all'accelerazione dell'energia nei meridiani.

L'espirazione segue la ritenzione e viene eseguita con la bocca e con la lingua premuta sul palato contro gli incisivi superiori, questo per due motivi: uno quello di chiudere in tal modo il circuito tra i due meridiani centrali Vaso Concezione e Vaso Governatore che hanno i loro punti di apertura appunto nella bocca (la lingua chiude il circuito superiormente) e nell'ano; l'altro quello di dosare il passaggio dell'aria in maniera lenta e continua.

L'espirazione va aumentata gradualmente nella forza, ma non nella velocità, i polmoni vanno svuotati gradualmente dall'alto verso il basso, alla fine la parete addominale va spinta in dentro per far rialzare il diaframma ed espellere gli ultimi residui di aria e allo stesso tempo per spremere gli organi addominali al fine di scaricarli dal sangue accumulato durante l'inspirazione. Si termina l'espirazione con il rilassamento della parete addominale.

La quarta e ultima fase della respirazione taoista consiste nel blocco per qualche secondo della glottide per impedire il riempimento successivo dei polmoni e permettere il rilassamento completo dell'addome e del diaframma.

A questo punto si può ripetere il ciclo: inspirazione-ritenzione-espirazione-pausa.

Poiché nel mondo della percezione tutto segue dei ritmi sia nel macrocosmo che nel microcosmo è fondamentale applicare la legge del ritmo anche per il respiro a quattro stadi. È possibile contare mentalmente i tempi di ogni fase, anche se questo può distrarre dalla respirazione o ci si può concentrare sulla regione ombelicale imparando a percepire come ritmo il battito cardiaco. Il rapporto tra le quattro fasi può essere regolato in modo diverso secondo la finalità che si vuole perseguire: l'espirazione può essere doppia come lunghezza rispetto all'inspirazione (questo si può ottenere anche con un'espirazione doppia) o le quattro fasi possono essere uguali. Nel primo caso si dà un forte stimolo al sistema cardio-respiratorio, si stimola il pneumogastrico e si espellono tossine dagli alveoli polmonari; nel secondo si equilibra il battito cardiaco, si abbassa la pressione arteriosa, si concentra energia e si ottimizza lo scambio ossigeno/anidride carbonica negli alveoli polmonari.

Le tre chiusure di ritenzione energetica

È fondamentale ora parlare delle tre chiusure che intervengono nella respirazione taoista, esse sono:

- anale: diaframma urogenitale;
- addominale;
- collo: anello oro-farigeo o glottideo.

Il *diaframma urogenitale* come abbiamo visto separa il 1° chakra dal 2°. Quando i polmoni si espandono in inspirazione il diaframma addominale si abbassa aumentando la pressione nell'addome e spingendo in basso il fondo pelvico che indebolisce il diaframma urogenitale. Poiché con il respiro si muove anche l'energia, questa può disperdersi attraverso gli sfinteri anale e urogenitale, per cui è fondamentale imparare la chiusura anale e il suo completo rilassamento[2].

La chiusura va effettuata su entrambi gli sfinteri anali, l'interno e l'esterno. Proprio quello interno è collegato con il diaframma urogenitale e la sua contrazione stimola tutta l'innervazione del 1° chakra. La contrazione va effettuata quando finisce l'inspirazione e si sta nella fase di ritenzione con la spinta in basso dell'addome e la concentrazione dell'attenzione sull'ano. Si contrae prima lo sfintere esterno e poi quello interno portando l'attenzione tre centimetri più in profondità. Quest'ultima fase provoca una potente contrazione di tutto il fondo pelvico. Il nervo pneumogastrico in questa condizione riceve un impulso molto energico per l'intera sua estensione. Anche la ghiandola coccigea di Luschka viene fortemente stimolata dalla chiusura anale in fase di ritenzione del respiro. Tutti gli animali alla fine della defecazione contraggono più volte gli sfinteri anali per effettuare un ricambio di sangue nel plesso emorroidario e questa è un'ottima pratica anche nell'uomo.

La chiusura anale provoca un effetto benefico su tutti gli organi governati dall'energia del 1°, 2° e 3° chakra ed è utilissima per il controllo dell'eiaculazione.

Imparare a controllare il respiro è infatti un ottimo metodo per migliorare le tecniche di ritenzione del seme.

La *chiusura addominale* si effettua con la parete addominale sottombelicale ritratta verso l'interno; si vengono così a delimitare quattro barriere che impediscono dispersioni energetiche (diaframma che fa pressione in alto, chiusura anale che contiene in basso, colonna vertebrale posteriormente e parete addominale anteriormente).

[2] La bioenergetica insegna che uno dei problemi fondamentali di blocco è dovuto alla continua tensione inconscia che esercitiamo sul diaframma urogenitale e sulla chiusura anale, come per paura simbolica di perdere le feci. Questo esercizio serve a imparare a controllare volontariamente lo sfintere.

Con la contrazione in dentro della parete addominale bassa gli organi addominali sono spinti in alto contro la pressione inversa del diaframma che spinge in basso: la pressione intra-addominale sale. Tutti gli organi compresi nei primi tre chakra si tonificano ed in particolare si attivano le ghiandole surrenali.

La chiusura del collo si effettua contraendo i muscoli della gola e la glottide ed ha il vantaggio di limitare l'afflusso di sangue ed energia verso la testa deviandolo in parte verso gli arti. Il tutto è controllato dalla chiusura parziale delle carotidi che regolarizza, rallentandolo, il battito del cuore.

Rimandiamo al capitolo 14 per gli esercizi respiratori.

Il respiro a due fasi unitarie o circolare

Mentre gli esercizi di respirazione taoista servono a controllare l'energia nel campo polare della percezione (cicli nascita/morte) e quindi nello spazio tempo lineare, il respiro circolare trascende il concetto di polarità e i cicli di nascita/morte per entrare in connessione con il mondo dell'Unità e con il tempo momentaneo del qui e ora.

Il respiro circolare è completamente diverso dal respiro a quattro stadi, poiché non ha né ritenzione né pause e le chiusure vanno tenute rilassate al massimo.

L'inspirazione e l'espirazione si susseguono in maniera circolare (carica yang/scarica yin), in tal modo si attivano dei cicli continui di energia. Si possono distinguere anche qui vari ritmi:

- lento e pieno;
- veloce e pieno;
- veloce e superficiale.

Questa tecnica utilizzata in Occidente nel rebirthing, nel lavaggio energetico ed emozionale REM® permette di equilibrare 'prana' e 'apana', cioè le energie che scorrono nei meridiani e che occupano lo spazio, il ritmo e la forma dei chakra.

La stessa tecnica è utilizzata per entrare in meditazione e in stato di estasi dai mistici esicasti e dai dervisci.

Le quattro caratteristiche fondamentali del respiro circolare sono:

- non vi sono pause tra inspirazione ed espirazione che risultano quindi connesse; il torace e l'addome si alzano contemporaneamente nell'inspirazione e si abbassano nell'espirazione, il corpo è rilassato e partecipa, anche se non attivamente con tutte le sue parti, all'intero processo;
- l'espirazione avviene senza nessun controllo in maniera naturale e rilassata;
- gli sfinteri, anale ed urogenitale, e la gola vanno tenuti pervi e rilassati;
- inspirazione ed espirazione avvengono o entrambe dalla bocca o entrambe dal naso. La respirazione nasale da preferirsi con tempo freddo e secco concentra i processi energetici sui chakra alti, dal cuore alla corona, mentre la respirazione buccale coinvolge i chakra bassi dal basilare al cuore. In altre parole la respira-

zione con la bocca attiva il cervello viscerale legato alla rimozione di emozioni cristallizzate nel corpo, mentre la respirazione nasale porta verso stati di coscienza superiori.

Questo tipo di respirazione crea dei circuiti polari di energia: con l'inspirazione il prana raggiunge tutte le cellule e le strutture atomiche e subatomiche, mentre con l'espirazione spontanea e non controllata esce l'apana. In questo modo si generano dei circuiti completi di energia attraverso i quali essa scorre nel corpo. Si possono così apprezzare zone bloccate da emozioni cristallizzate. Energia e respiro procedono infatti dall'alto verso il basso, come per dire "sì": negli anelli di blocco quest'onda tende a bloccarsi in una oscillazione orizzontale simile al 'no'. Cosa è un blocco energetico se non un no che si oppone al movimento della vita e all'amore?

Le contrazioni nei vari segmenti impediscono al respiro di fluire in modo naturale. Ma a cosa servono le contrazioni muscolari della corazza? Servono a non sentire: dove c'è contrazione non scorre energia, e dove non scorre energia non c'è sentimento, non c'è emozione. Attivando il respiro circolare, si produce energia che permette l'emergere e l'esprimersi dell'emozione e nello stesso tempo la zona del corpo implicata nell'emozione si decontrae. Spesso riemerge un vissuto emozionale traumatico sotto forma di sogno lucido, che si scioglie attraverso la scarica emozionale.

Quando si manifesta uno schema energetico con il suo carico emozionale rimosso, occorre acquisire consapevolezza di esso e successivamente va integrato.

La consapevolezza si raggiunge con il respiro circolare *lento e pieno*, mentre l'integrazione si ha con il respiro circolare *veloce e pieno* (che non è iperventilazione).

Il respiro circolare *veloce e pieno* serve anche per rimanere nel corpo quando si ha tendenza ad addormentarsi o ad uscire dal corpo.

Esiste anche un respiro circolare *veloce e superficiale* che va adottato quando emerge uno schema emozionale molto intenso; con esso è possibile reggere la marea energetica e allo stesso tempo integrarla: occorre però molta concentrazione.

Attraverso il respiro circolare è possibile arrivare a sperimentare stati di meditazione profonda e di 'illuminazione' (Samadhi).

Un concetto fondamentale è che la respirazione funziona sempre, anche se è imperfetta. La funzione dell'insegnante è quella di sostenere il praticante durante la seduta, aiutandolo a regolare la respirazione senza forzarlo; prima o poi, si entra nel proprio ritmo ideale.

Il respiro circolare prevede un'inspirazione potente ed energica, effettuata nella parte alta del petto, cui segue un'espirazione rilassata e naturale, né trattenuta né spinta. A ogni espirazione deve seguire immediatamente un'altra inspirazione, senza pause.

La respirazione della nascita è un'inspirazione completa attuata nella parte alta del petto che è la zona della vita.

L'espirazione deve essere rilassata e connessa, senza pause. Qualsiasi altro modo è una deviazione.

Lo scopo è di liberare l'energia trattenuta e di uscire dal ciclo nascita/morte.

Quando si provano sensazioni corporee esse indicano liberazione di energia cioè ricerca di chiarezza.

L'inspirazione deve essere diretta, ferma, rilassata, entusiasta e vitale e deve essere eseguita con tutto il corpo e con tutta la superficie cutanea.

Le deviazioni indicano un cattivo rapporto con la vita, un'incapacità a ricevere.

L'inspirazione è un indicatore di come si accetta la vita.

L'espirazione è un indicatore di come ci si rilassa.

Se inspirazione ed espirazione sono complete e molto rapide indicano deviazione e cattiva qualità della vita

Se l'inspirazione ed espirazione sono complete e molto lunghe indicano anch'esse deviazione. In realtà vanno bene sia la velocità che la lentezza. Il vero problema è la nostra percezione del tempo.

La sessione non è completa se non è connessa, cioè se non avviene il raggiungimento della respirazione senza pause.

Il motivo per cui alcuni escono durante la seduta dal respiro circolare è perché inconsciamente vogliono rientrare nel ciclo nascita/morte.

Esaminiamo ora i possibili errori di respirazione

1. **Inspirazione forzata:** indica lotta, persona ansiosa, per la quale 'la vita è sforzo'. Si può suggerire: "Inspira più dolcemente", "Non fare sforzi", "Sii rilassato", "La vita è facile".
2. **Inspirazione pigra:** "La vita non merita di essere vissuta", "Io sono incapace", "Non posso", "Non merito".
3. **Respirazione di pancia:** "Non mi avrai mai", "Io controllo la mia vita".
4. **Espirazione trattenuta:** paura di lasciar andare. 'Se non sto attento, mi attiro la sciagura". Suggerire: "Scelgo di essere qui in tutta sicurezza", "Lascia uscire liberamente l'aria nell'espirazione".
5. **Espirazione forzata:** porta spesso alla tetania, esprime la pulsione di morte, equivale a dire: "Facciamola finita"
6. **Trattenimento nell'espirazione:** paura della morte, paura di sentire. Suggerimenti da dare: "Rilassa l'espirazione", "Espira con più dolcezza", "Lascia uscire l'aria con più facilità".
7. **Respirazione trattenuta e non connessa in alto:** esprime insicurezza; momento di esitazione; modo di controllare; paura di essere nella vita. È tipica delle persone che trattengono tutto. Suggerimenti: "Respira più velocemente", "Connetti l'inspirazione con l'espirazione", "Puoi lasciarti andare con sicurezza".
8. **Pausa in basso:** è caratteristica delle persone che prendono la vita a piccole dosi: vede la situazione e poi dice: "Non posso", "Non voglio", "Non merito". Suggerimenti: "Espira più velocemente, connetti"; "È facile andare nel senso della vita".
9. **Gola tesa, bocca semi-chiusa, rantolo:** sfinimento. Suggerimenti: "Distendi i muscoli della gola"; "Lascia passare il respiro, ma non il suono", "Accelera il ritmo", qual è il pensiero che sta dietro la tensione della bocca e della gola? Può essere di aiuto aprire il colletto e togliere eventuale cravatta o collana.

10. **Respirazione insufficiente, incompleta:** suggerimento: "Allunga il respiro, fallo più profondo".
11. **Respirazione eccessivamente lunga:** è tipica dei maestri della respirazione, che non si abbandonano e controllano ogni secondo. Suggerimenti: far capire il senso del respiro circolare.

La tetania e l'iperventilazione

Durante la respirazione circolare può verificarsi un fenomeno chiamato tetania. Consiste in una contrazione dolorosa delle mani, della bocca o di altri distretti muscolari corporei e dipende esclusivamente dal controllo espiratorio. Abbiamo infatti detto che l'espirazione deve avvenire in maniera rilassata e spontanea senza nessun controllo. Se controlliamo l'espirazione trattenendola o forzandola entriamo in una situazione di lotta dietro cui si nasconde uno schema energetico che non vogliamo far emergere. Si determina così un circolo vizioso, più si sente dolore nella contrattura muscolare e più si lotta per contrastarla. Nulla di più sbagliato: occorre imparare ad abbandonare la lotta. Se si riesce ad entrare nello schema energetico nascosto in quella contrazione attraverso la via del cuore, cioè senza lotta, di colpo la tetania scompare, in barba a tutte le teorie fisiologiche sul suo meccanismo.

L'iperventilazione si instaura quando come per la tetania entriamo nel controllo forzato dell'espirazione e spingendo fuori l'aria contraiamo le labbra. Si tratta di ricordi del trauma di nascita che liberano ammassi di paura.

Quando non si riesce ad uscire dalla tetania, il conduttore può intervenire con la percussione ritmata dei punti 2 e 3 S sulla verticale della pupilla, stimolando il soggetto a concentrarsi sull'invio del respiro nella zona in contrazione cercando di percepire cosa si nasconde dietro quel dolore. Successivamente si effettua la percussione ritmata del punto 3 IT facendo ripetere al soggetto mentalmente: "Sono disposto sin d'ora ad abbandonare la lotta ed il giudizio, ad accettarmi con tutto ciò che ho pensato essere miei difetti. Mi perdono e prendo coscienza di essere un essere divino e perfetto e mi accetto pienamente e completamente".

Respirazione e onde cerebrali

Le onde Delta (da 0 a 4 Hertz)

Corrispondono al coma profondo, passività totale, incoscienza, sonno profondo. I microorganismi che si generano in un corpo morto vivono alle frequenze Delta. Negli stati iniziali dello sviluppo la vita umana funzionava sulle frequenze Delta (comunicazione mentale), con utilizzazione della parte posteriore del cervello; qui risiedono i ricordi primordiali del passato dell'umanità. Corrisponde alla vita intrauterina e neonatale. Durante questo periodo viviamo uno stato unificato di coscienza, interiorizziamo il mondo nella sua totalità.

Le onde Theta (da 4 a 7 Hertz)

Corrispondono a uno stato meno profondo del precedente assimilabile al sonno, ai sogni, al coma, alla narcosi. Questo stato corrisponde al livello di coscienza collettiva che sviluppiamo intorno al primo anno di vita e conserviamo fino ai tre anni [3].

Le onde Beta (oltre i 13 Hertz)

Corrispondono a stati ordinari di coscienza e a processi razionali; è coinvolto l'emisfero sinistro e i chakra inferiori. Le onde Beta sono in relazione alle attività intellettuali [4]. Esse si sviluppano durante la respirazione ordinaria.

Le onde Alfa (dai 8 ai 14 Hertz)

Corrispondono a stati alterati di coscienza, processi intuitivi; è coinvolto l'emisfero destro e i chakra del cuore e superiori. La chiusura del chakra del cuore determina scarsa attività delle onde Alfa. Le onde alfa si attivano durante la respirazione circolare connessa, e le tecniche di meditazione e di rilassamento (figura 19).

Meditazione e respiro circolare

Quali sono le sostanziali differenze tra respiro circolare e meditazione?

Il primo lavora sul corpo e sulle emozioni cristallizzate nel corpo cercando di sciogllierle a livello percettivo per integrarle a livello di coscienza, il secondo lavora sullo spirito aprendo il contatto con la Supercoscienza. Noi produciamo da 60.000 a 200.000 pensieri al giorno, la meditazione attraverso la concentrazione sul respiro cerca di mettere in silenzio la mente per arrivare al contatto con il Sé.

Con la meditazione, attraverso l'utilizzo di mantra si cerca la sincronizzazione con il mondo dell'Unità. La meditazione permette di attingere allo spirito che è oltre ogni movimento, che è esperienza pura.

Nella meditazione attraverso la concentrazione sul respiro si cerca 'l'assenza del respiro': è lì che si entra in connessione con la potenzialità pura, il Samadhi (figura 20).

Anche con il respiro circolare si può raggiungere la stessa esperienza, poiché in esso inspirazione ed espirazione si fondono in un'unità (figura 21). Non è raro infatti osservare durante il respiro circolare fasi di completa apnea, al ritorno dalle quali si compie una perfetta integrazione conscia o inconscia del vissuto emozionale che era

[3] Le onde Theta possono comparire in stato di veglia in soggetti con contrazioni muscolari, ansia e paure. In effetti una iperattività Delta e Theta può essere un artefatto da tensione muscolare soprattutto dei muscoli oculari, mascellari e nucali; mentre un'iperattività con attività Beta bassa corrisponde a stati di rilassamento e meditazione.

[4] Secondo studi condotti da N. Montecucco la banda Beta uno (14-21 Hz) sarebbe in relazione alla creatività e all'autoespressione, la banda Beta due (22-28 Hz) al pensiero, all'elaborazione intellettuale e concettuale e la banda Beta tre (28-35 Hz) all'autocontrollo e all'autocoscienza.

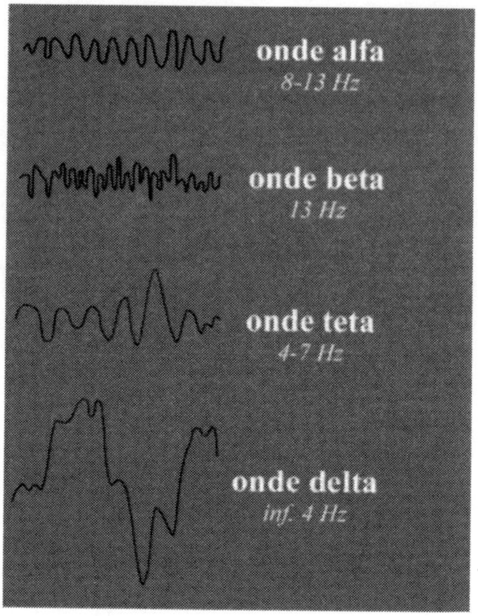

Fig. 19 - Onde cerebrali e stati di coscienza.

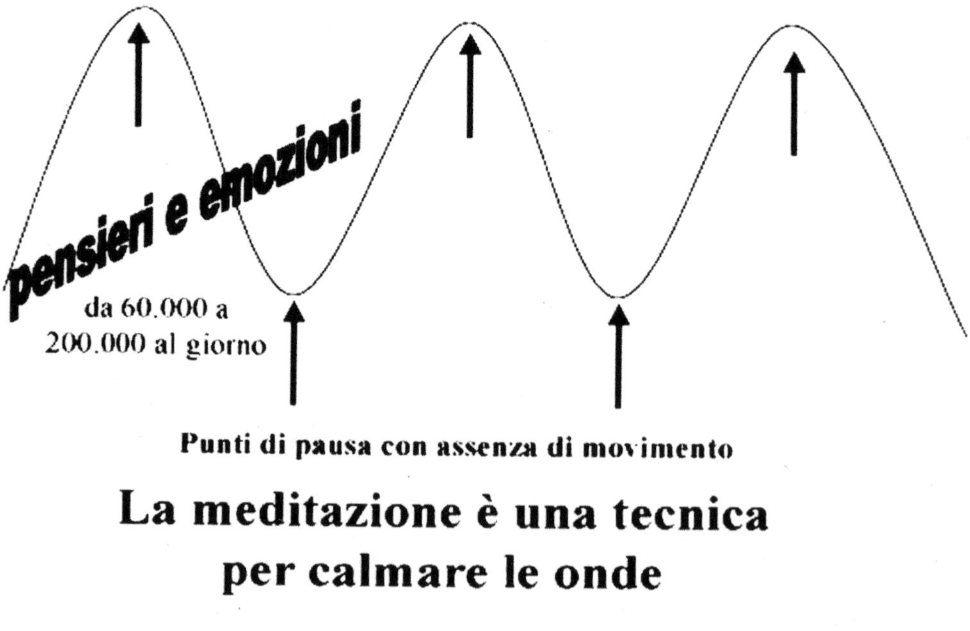

Fig. 20 - La meditazione e le onde dei pensieri.

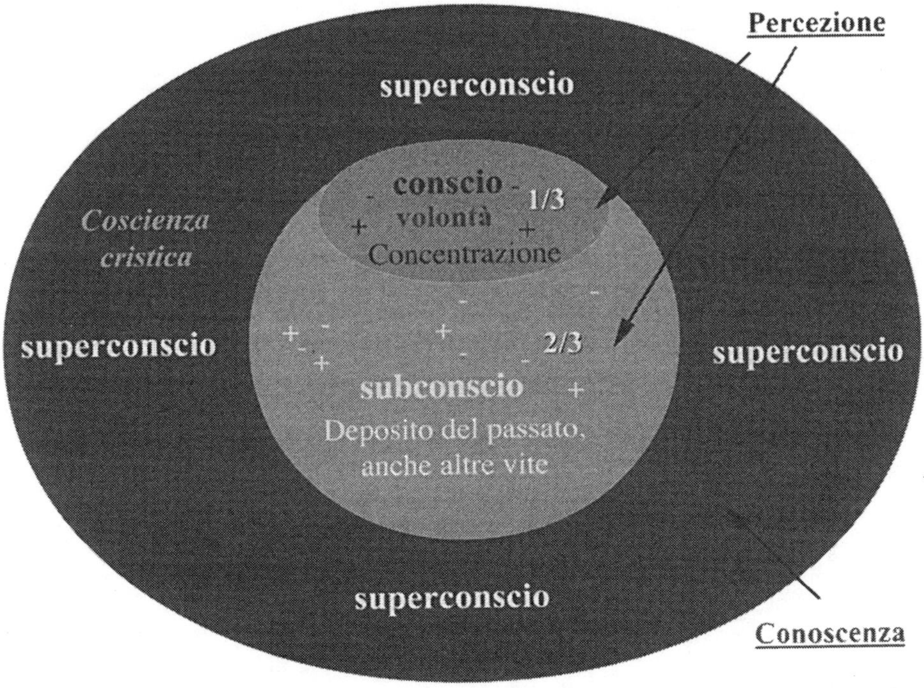

Fig. 21 - Conscio, inconscio e supercoscienza. Il respiro circolare permette di entrare ed uscire in maniera armonica, circolare e consapevole dal subconscio al conscio e da questo al superconscio.

affiorato precedentemente all'assenza di respiro. Questo perché integrazione vuol dire superamento delle dualità e dei giudizi e quindi vivere una emozione (che proviene dal passato e che in quel tempo era stata giudicata negativa) e poi andare in assenza di respiro (Supercoscienza, Coscienza Cristica, Potenzialità Pura, Unità) è integrazione pura: superamento del giudizio.

*"È il modo in cui ci rapportiamo alle emozioni
che ci rende schiavi o liberi".*

Jack Kornfield

5. *Interpretazioni degli schemi energetici relativi alle emozioni*

Come abbiamo visto le emozioni bloccate o inespresse si cristallizzano nel corpo bloccando il libero fluire energetico. Ne consegue un blocco del flusso respiratorio prana-apana.

Il respiro circolare è in grado di sciogliere il ricordo dell'emozione e di integrarla riattivando il flusso energetico e l'informazione mancante.

La scienza moderna colloca nel sistema limbico (ippocampo, amigdala, area del setto e varie regioni della corteccia encefalica) le zone di regolazione delle emozioni.

Infatti la stimolazione sperimentale di determinati gruppi di cellule del sistema limbico può provocare ansia, rabbia, gioia ed eccitazione sessuale.

Queste strutture sono infatti punti nodali specifici di collegamento per quasi tutti i sistemi di liberazione neurotrasmettitoriale. Questi messaggeri chimici, che trasmettono segnali da un neurone al successivo, sono in rapporto con determinate emozioni.

Così:

- il sistema della serotonina svolge un ruolo negli stati d'animo depressivi;
- quello della noradrenalina è decisivo nella regolazione delle risposte comportamentali;
- quello della dopamina negli stati di ansia;
- quello delle endorfine negli stati emotivi di piacere e di gioia.

Lo stato emozionale dell'uomo e dei mammiferi è regolato da tre sistemi di neurotrasmettitori:

1. noradrenergico;
2. serotoninergico;
3. dopamminergico.

1

Il sistema noradrenergico cerebrale svolge un'importante funzione nella regolazione delle risposte comportamentali (capacità di pensiero, tono d'umore) e umorali (secrezione di ormoni) verso stimoli ambientali potenzialmente pericolosi.

La disfunzione dei meccanismi di regolazione dell'attività noradrenergica, potrebbe essere alla base dell'insorgenza di alcuni sintomi di depressione. I pazienti gravemente affetti da questo disturbo mentale hanno infatti una ridotta escrezione urinaria di MHPG (3-metossi-4idrossifeniletilenglicol) che è il maggior metabolita della noradrenalina cerebrale.

2

Il sistema serotoninergico regola il tono dell'umore, alcune funzioni cognitive, il comportamento motorio, il comportamento alimentare, alcune funzioni neuroendocrine e la temperatura corporea. La disfunzione dell'attività serotoninergica potrebbe essere responsabile dell'insonnia, delle alterazioni neuroendocrine e dell'ansia nei pazienti depressi. In quest'ultimi, rispetto ai soggetti normali, è stata registrata una diminuzione della concentrazione del principale metabolita della serotonina (acido 5-idrossiindolacetico) nel liquido cerebrospinale.

3

I sistemi dopamminergici sono responsabili del controllo dei comportamenti motivati e della modulazione degli stati affettivi.

Nell'uomo una ridotta funzionalità dei sistemi dopamminergici attutisce o abolisce completamente la capacità di apprezzare gli eventi gratificanti e le esperienze piacevoli (anedonia), mentre i livelli abnormi di dopammina sono associati alla sintomatologia della schizofrenia (Gershon & Rieder 1992; Butler & Hodos 1996). Se nei pazienti affetti da questa patologia vengono resi insensibili i recettori della dopammina per mezzo di estrogeni e di neurolettici, la manifestazione schizofrenica viene ridotta o addirittura soppressa (Hafner 1995).

Le emozioni fondamentali

Gli stati emotivi di base ansia, paura e piacere, ereditati dai vertebrati ancestrali sono sempre presenti nell'uomo ma sono emersi a livello della sua coscienza e vengono modulati dai centri associativi della neocorteccia. Nel corso dell'evoluzione culturale umana l'interpretazione dello stato emozionale ha portato alla sublimazione degli stati emotivi (ad esempio il *piacere è peccato*) che ha portato alla formulazione di moduli collettivi di pensiero che sono stati e sono molto influenti sul comportamento emotivo del singolo individuo. L'interazione fra la memoria limbica e quella corticale, favorita dal progressivo ampliamento delle aree associative della neocorteccia, ha consentito all'uomo di interpretare quindi la paura e il piacere fino ai limiti del pensiero astratto, ma anche di subire gli effetti negativi di una loro irra-

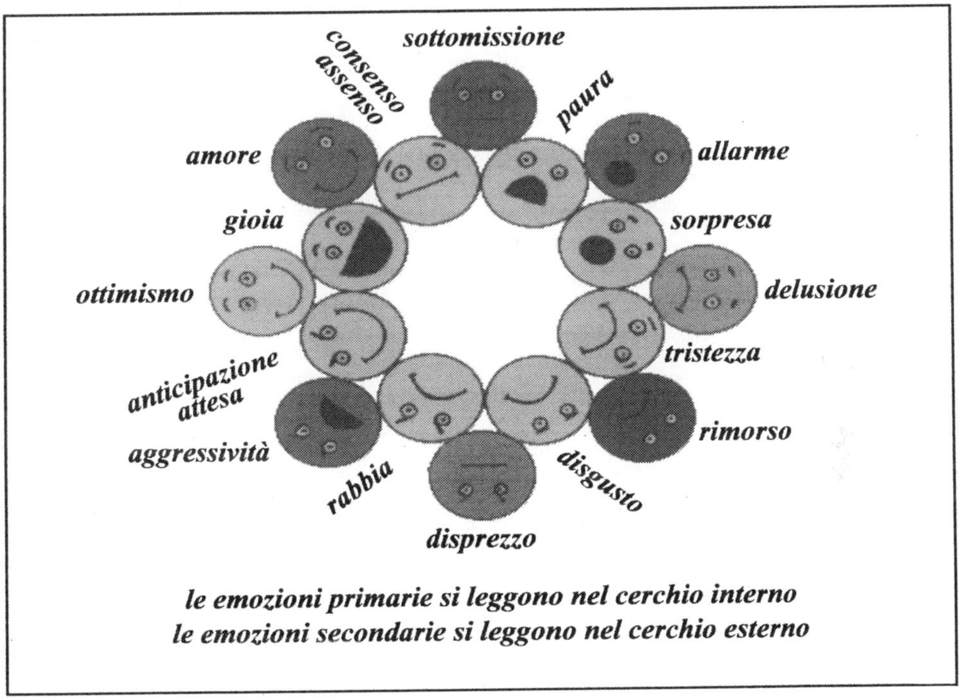

Fig. 22 - Le due ruote emozionali.

zionale interpretazione tanto che quando la mente perde l'equilibrio fra due emozioni contrapposte non è più capace di uscire da uno stato psicofisico in cui *l'anima si sente in trappola* (Guerrerio 1997).

I ricercatori moderni hanno visitato gli angoli più remoti della terra ed hanno stabilito con metodi scientifici che alcune emozioni hanno espressioni abbastanza universali almeno nella mimica facciale.

Sylvan Tomkins ha proposto otto emozioni fondamentali: la sorpresa, l'interesse, la gioia, l'ira, la paura, il disgusto, la vergogna e l'angoscia.

Paul Ekman distingue sei emozioni collegate ad espressioni facciali caratteristiche: sorpresa, gioia, ira, paura, disgusto/disprezzo, tristezza.

Plutchik aggiunge: accettazione, anticipazione alle precedenti sorpresa, gioia, ira, paura, disgusto, tristezza.

Secondo questa teoria le otto emozioni fondamentali sono contigue su un cerchio diviso in otto spicchi e, come dei colori, nel mescolarsi ne provocano di nuove (tavole 2-3-4). Due spicchi contigui provocano una diade (figura 22).

Le diadi possono essere:

- *primarie* = miscela formata da due emozioni adiacenti;
- *secondarie* = miscela formata da due emozioni separate da uno spicchio appartenente ad un'altra emozione;
- *terziarie* = miscela formata da due emozioni separate da due spicchi appartenenti ad altre due emozioni.

Alcune diadi rappresentano emozioni di derivazione psicosociale come

- l'amore o l'amicizia che derivano dalla *fusione della gioia e dell'accettazione* (contigue nel cerchio e quindi diade primaria);
- l'allarme che è il *risultato di paura e sorpresa* (diade primaria);
- il senso di colpa dovuto alla *miscela di gioia e paura* (diade secondaria);
- il risentimento *fusione di tristezza e paura* (diade secondaria);
- la delizia *risultato di gioia e sorpresa* (diade terziaria);
- l'ansia *fusione di paura ed anticipazione* (diade terziaria).

Due emozioni contigue si fondono con facilità a differenza di due non adiacenti che si fondono in maniera imperfetta generando un conflitto. Mentre le emozioni elementari sono condivise anche dagli animali, le emozioni di ordine superiore sono il risultato di un processo cognitivo e quindi tendono ad essere prevalentemente umane.

I sistemi funzionali alla base delle emozioni sono molteplici e si sono evoluti filogeneticamente per scopi funzionali diversi e come tali innescano tipi diversi di reazioni emozionali.

Quindi le emozioni elementari si generano al di fuori della sfera cognitiva ed equivalgono a reazioni elementari di stress, soltanto l'esito dell'elaborazione cognitiva ed emotiva penetra nella consapevolezza e occupa, spesso, ma non sempre, la mente conscia.

Si tratta di una lotta tra pensiero e passione che il cervello stenta ad integrare completamente.

Le emozioni una volta che sono state sperimentate, se si cristallizzano nel sistema energetico, possono condizionare i comportamenti successivi dell'individuo e possono anche deviare patologicamente, così la paura può trasformarsi in ansia, il fastidio in rabbia, la rabbia in odio, il desiderio in avidità.

Le emozioni possono essere utili ma anche patologiche; così spesso i disturbi mentali rivelano un ordine emotivo sovvertito.

Le cinque emozioni fondamentali secondo il pensiero orientale sono:

1. rabbia;
2. gioia e riso eccessivo, ansia;
3. preoccupazione;
4. tristezza e malinconia;
5. paura.

Esse sono controllate da un meccanismo che la medicina orientale chiama di dominazione, per cui la rabbia blocca la riflessione, la gioia eccessiva e l'ansia annullano la tristezza, la preoccupazione inibisce la paura, la tristezza blocca la rabbia e la paura inibisce la gioia.

Queste cinque emozioni fondamentali sono legate attraverso dei circoli funzionali ognuna ad un organo in particolare e costituiscono la reazione polare con cui l'uomo ed i mammiferi reagiscono agli stimoli ambientali ed interpersonali.

Più entriamo nel giudizio dell'emozione, più ci leghiamo alla ruota karmica di causa ed effetto o 'ruota delle apparenze'.

Uscendo dal giudizio e dalla lotta, con il respiro circolare e lo sblocco dei punti energetici è possibile trasformare le emozioni cristallizzate in correnti energetiche attive che trascendendo e ripulendo il karma riportano nel qui e ora del tempo presente.

L'integrazione della rabbia porterà all'attivazione dell'iniziativa, l'integrazione dell'ansia alla comunione, l'integrazione della preoccupazione alla digestione degli eventi della vita, l'integrazione della tristezza allo scambio e alla trasformazione e quella della paura alla stabilità e sicurezza.

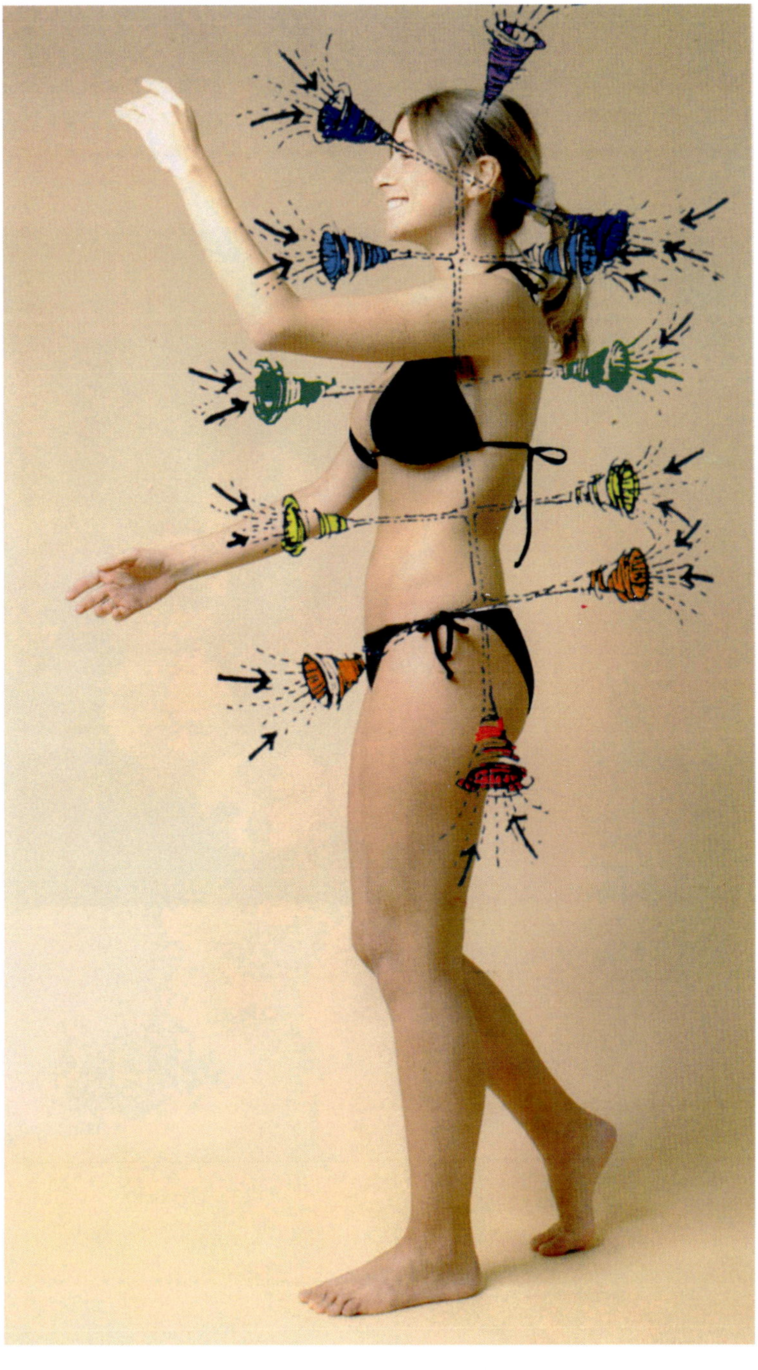

Tav. 1 - I Chakra e i loro coni energetici.

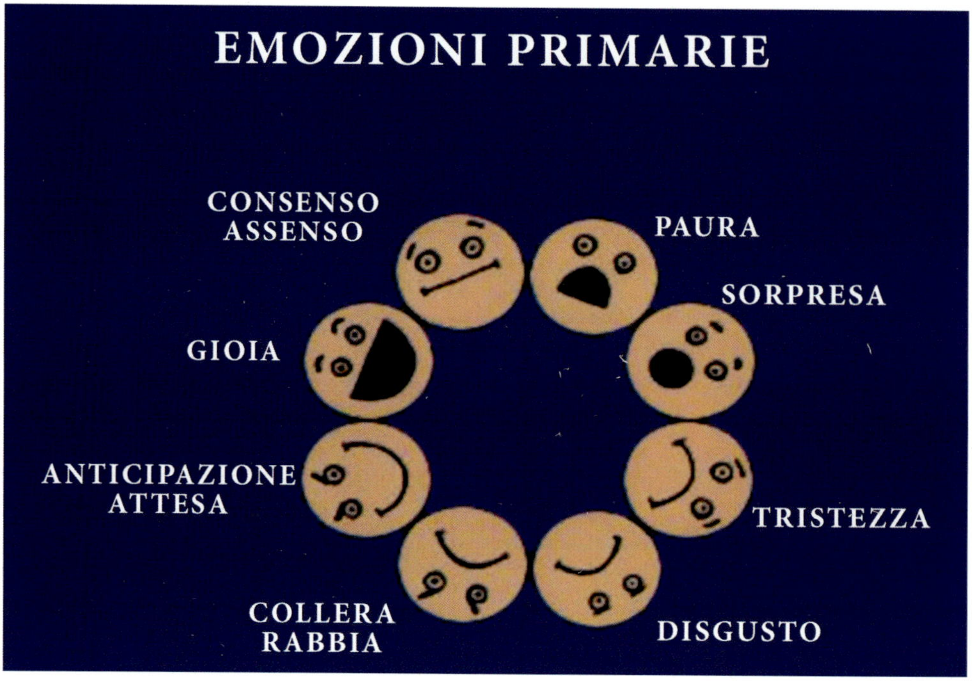

Tav. 2 - Cerchio delle emozioni primarie.

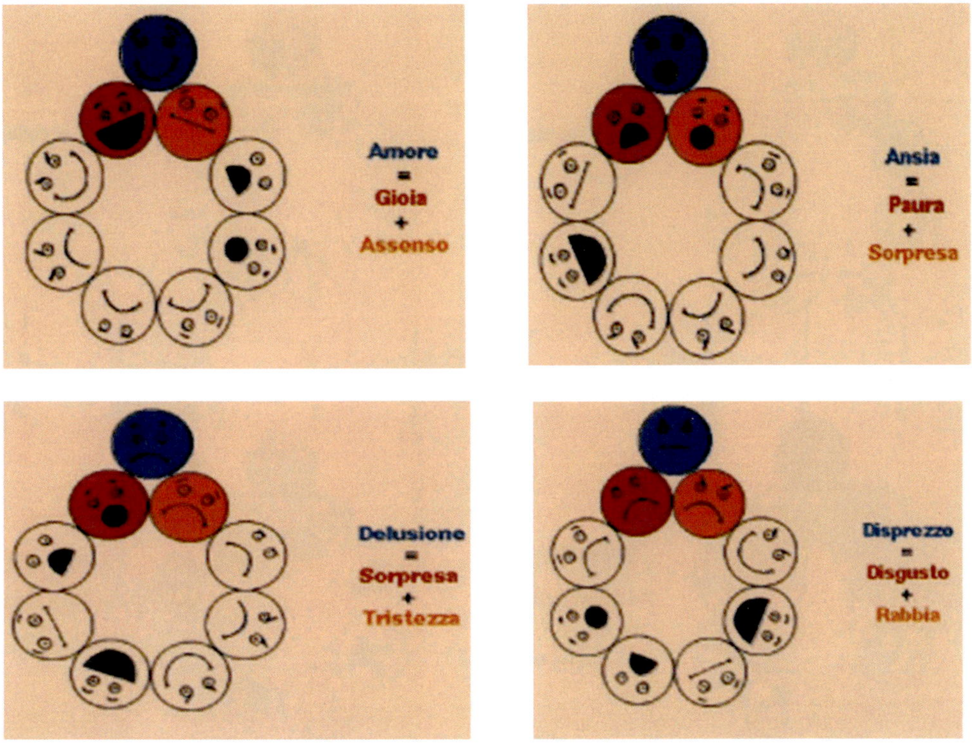

Tav. 3 - Combinazione di emozioni primarie per creare emozioni secondarie.

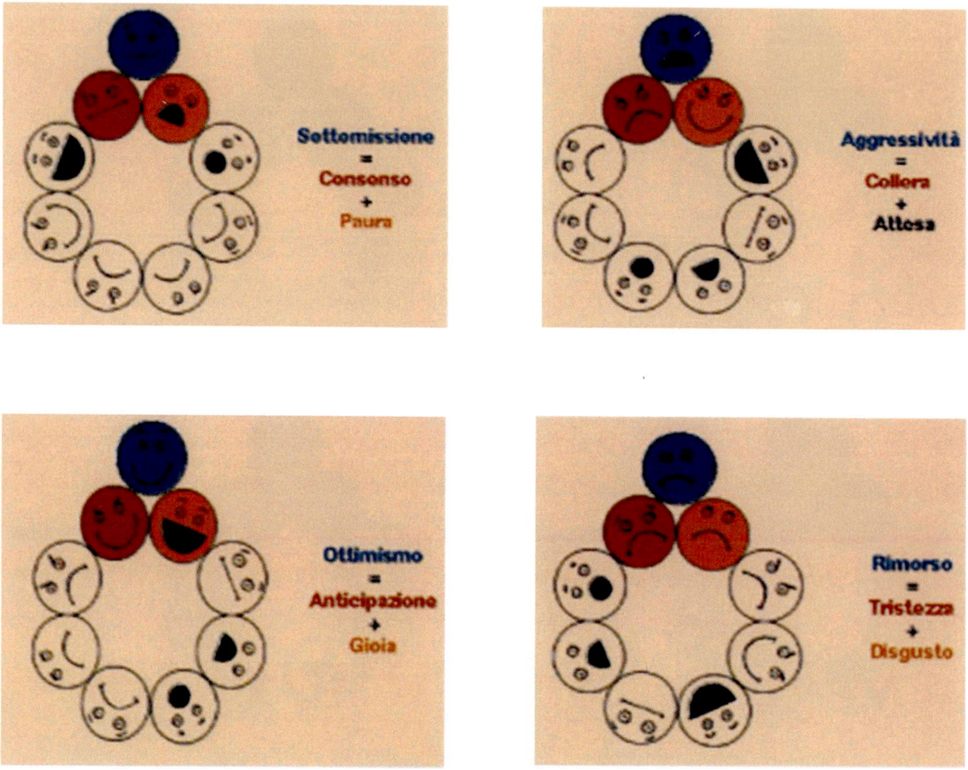

Tav. 4 - Combinazione di emozioni primarie per creare emozioni secondarie.

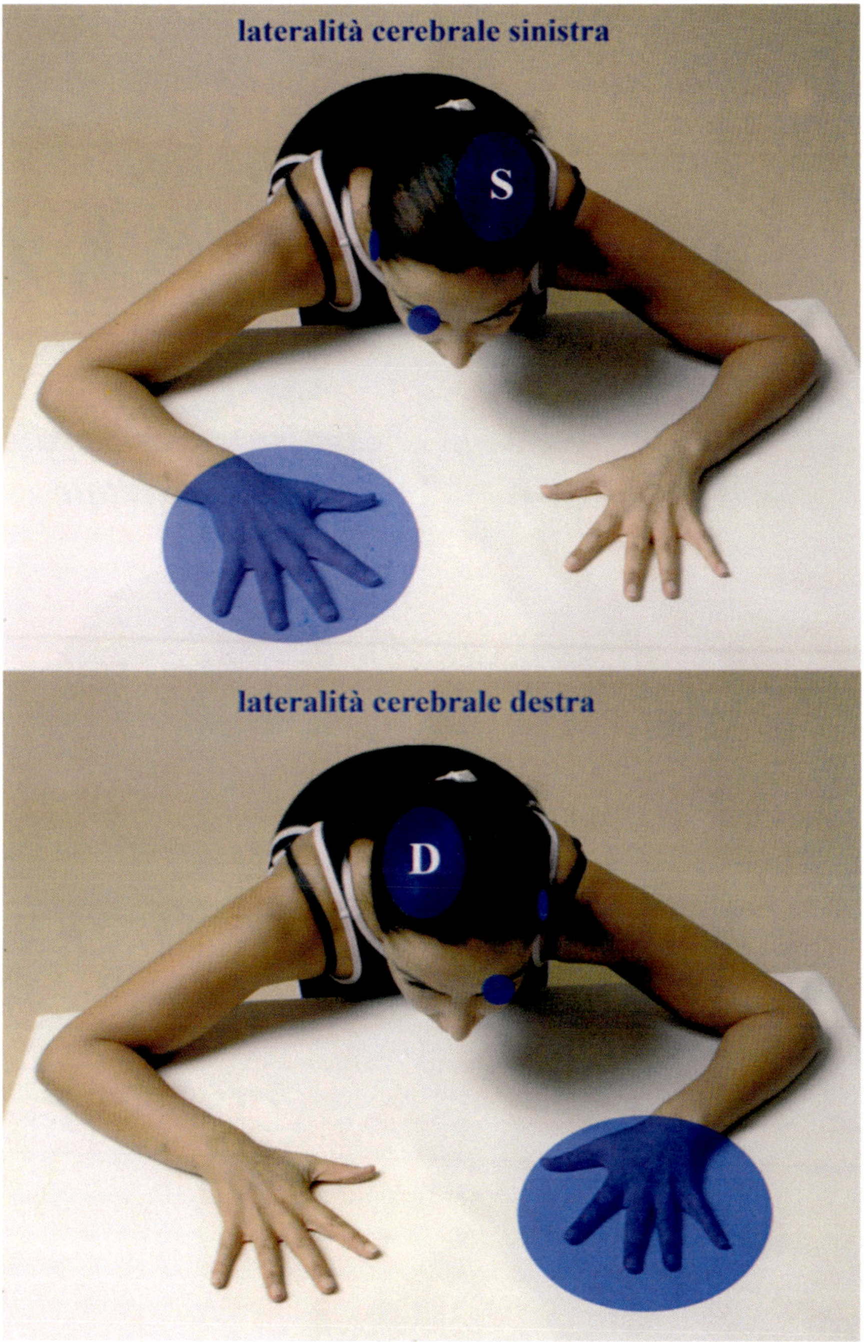

Tav. 5 - Dominanza cerebrale sinistra e destra.

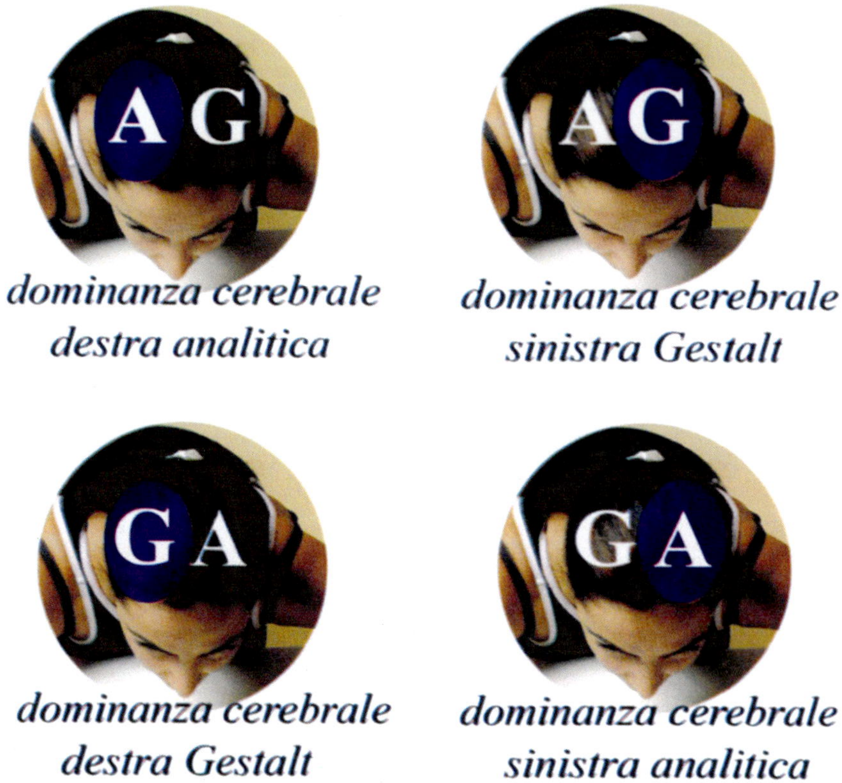

Tav. 6 - Le Quattro situazioni di dominanza cerebrale.

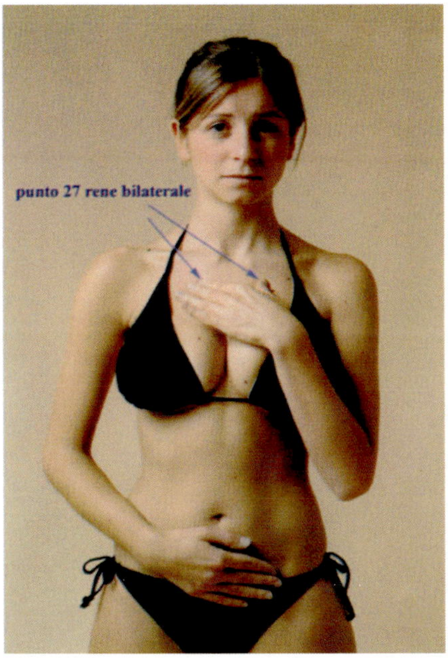

Tav. 7 - Switching destra-sinistra 27R - pelvi.

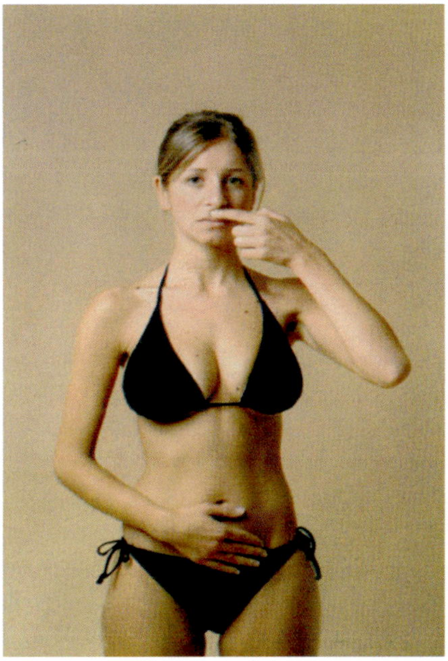

Tav. 8 - Switching alto-basso VC24 - pelvi.

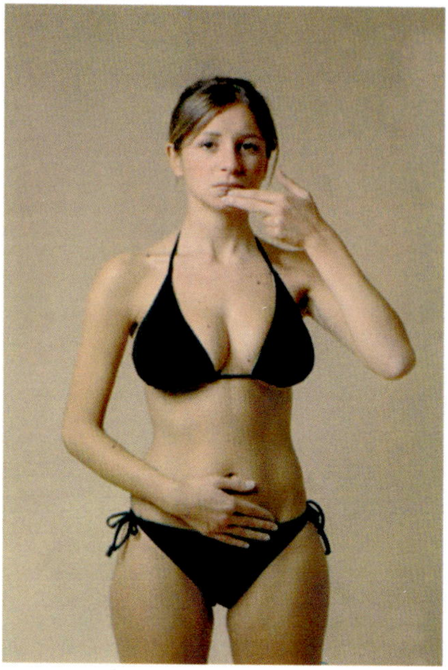

Tav. 9 - Switching alto-basso VG27 - pelvi.

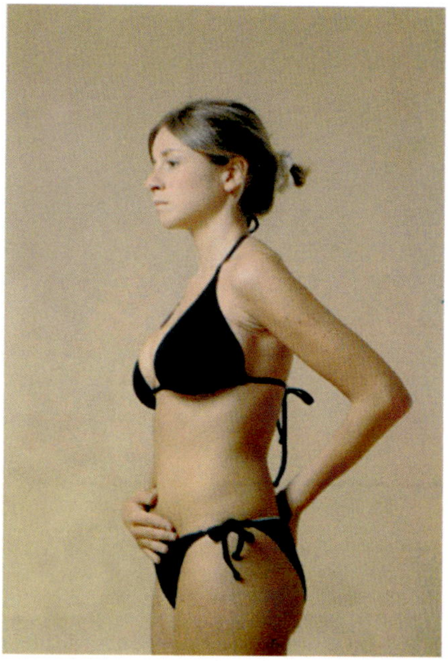

Tav. 10 - Switching avanti-dietro.

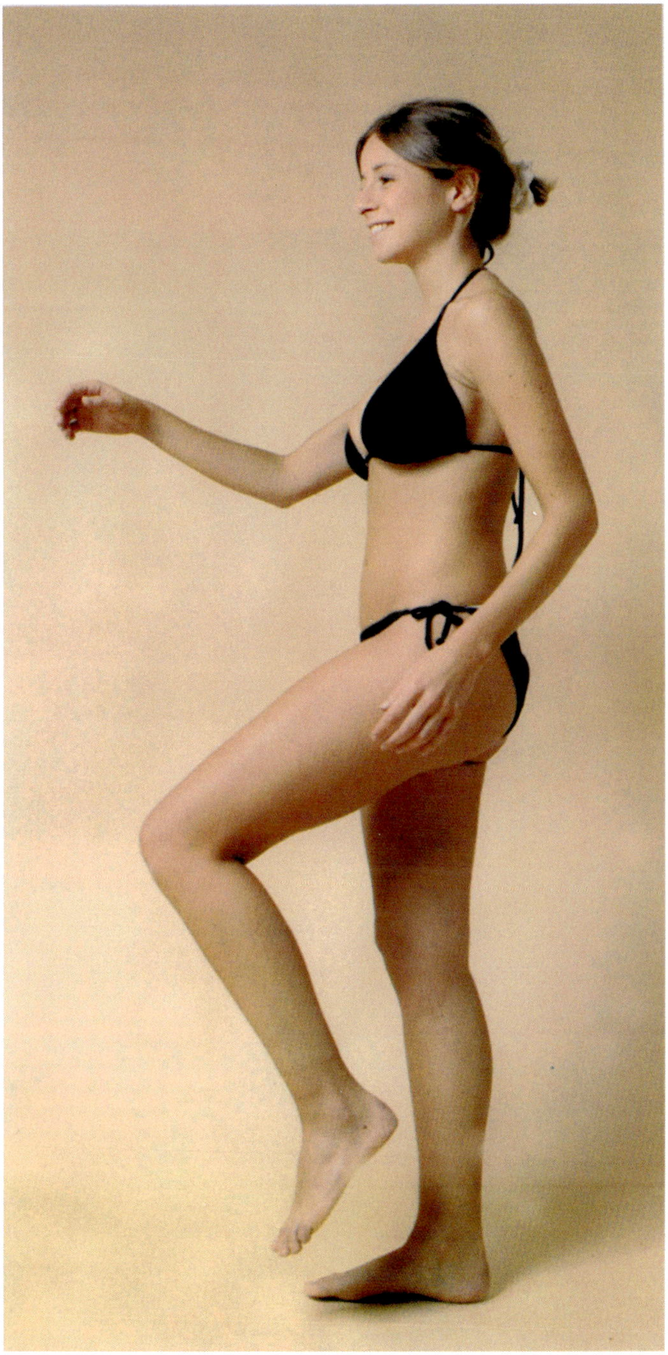

Tav. 11 - Cross Crawl.

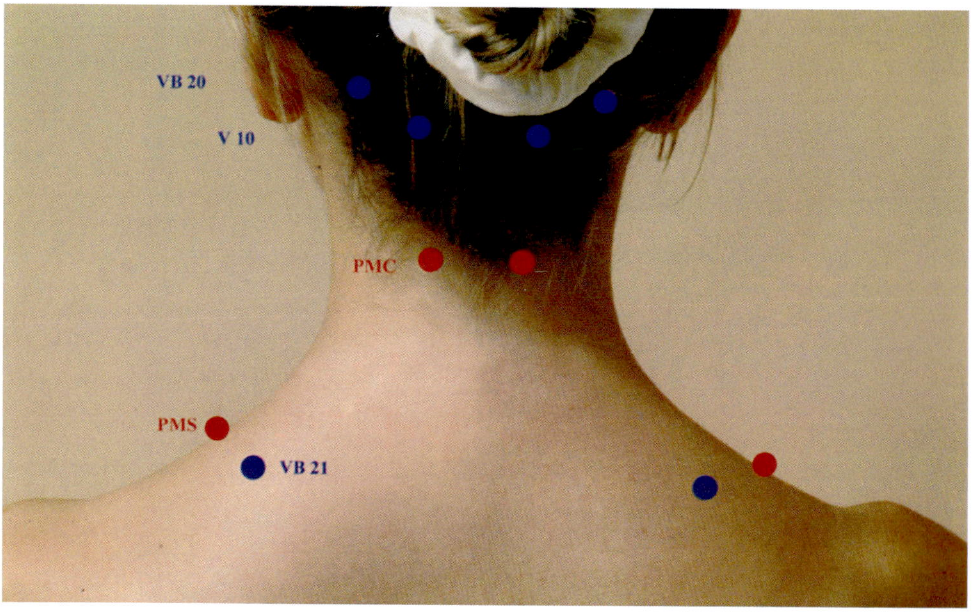

Tav. 12 - Punti del collo.

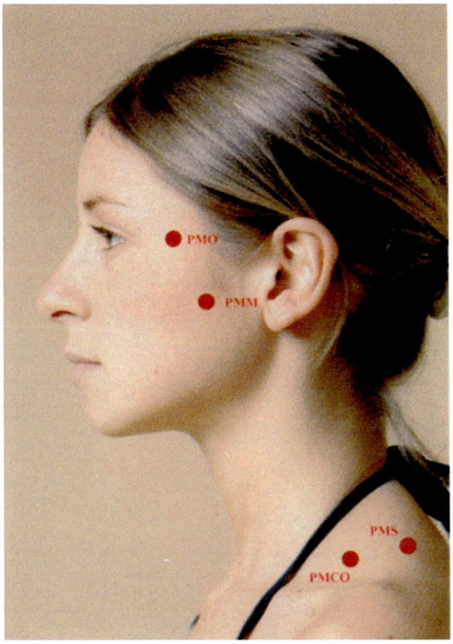

Tav. 13 - Punti del viso di profilo.

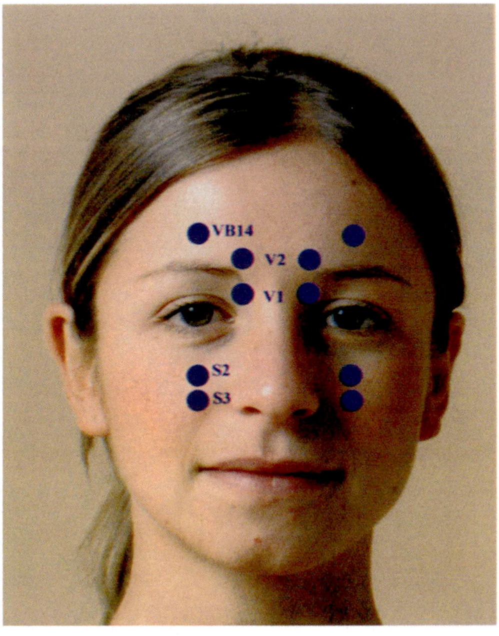

Tav. 14 - Punti del viso.

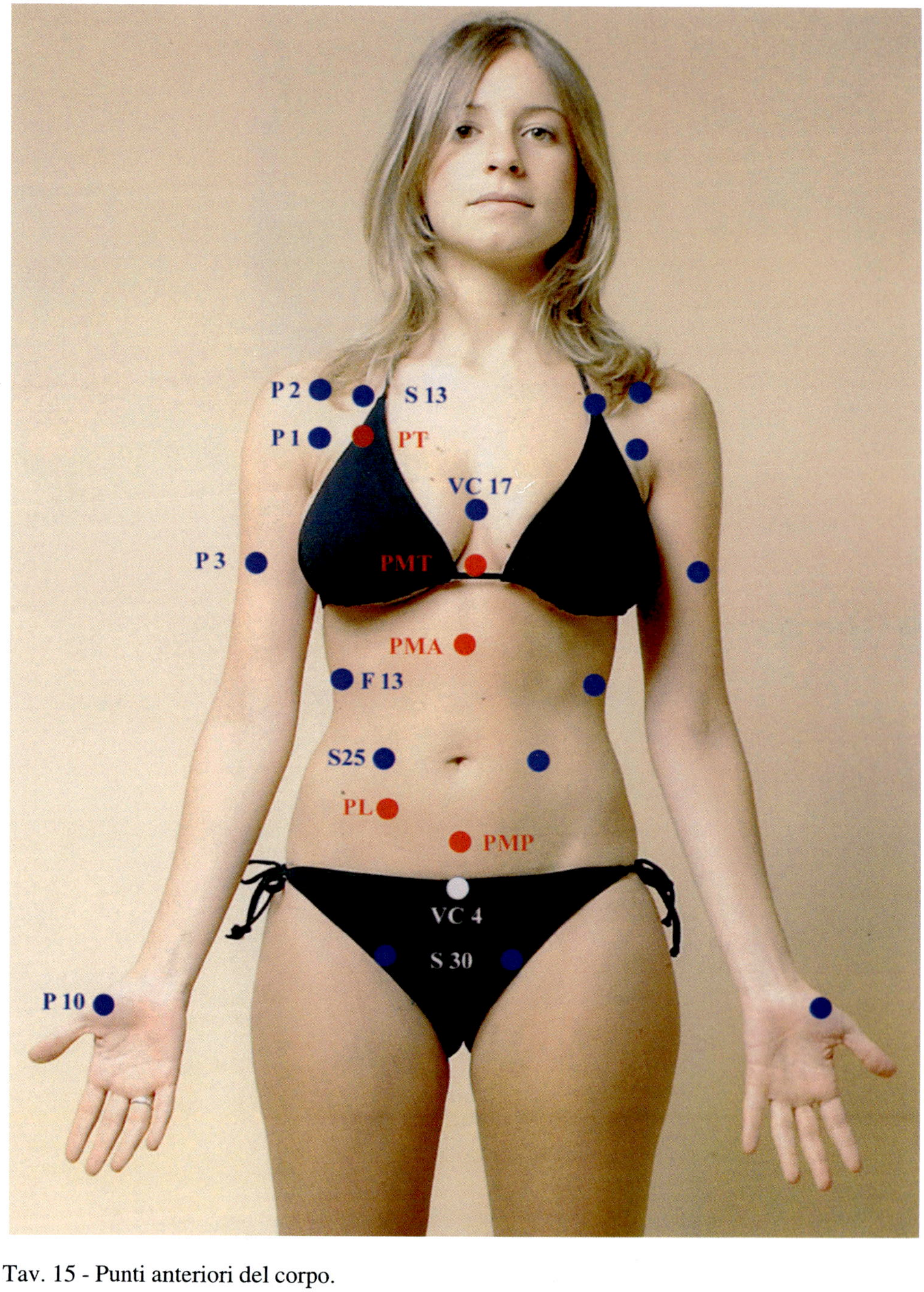

Tav. 15 - Punti anteriori del corpo.

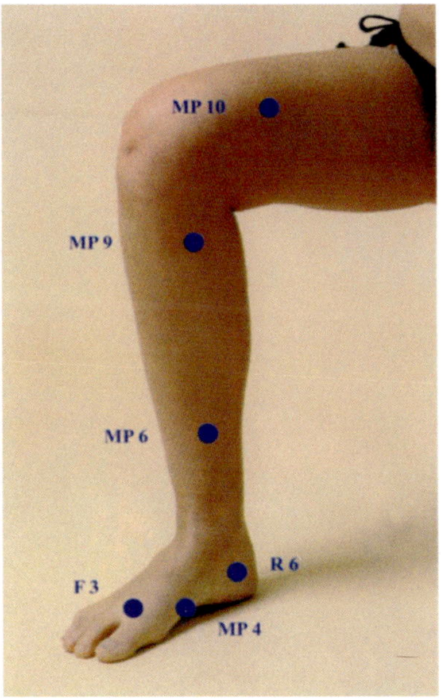

Tav. 16 - Punti degli arti inferiori, lato interno.

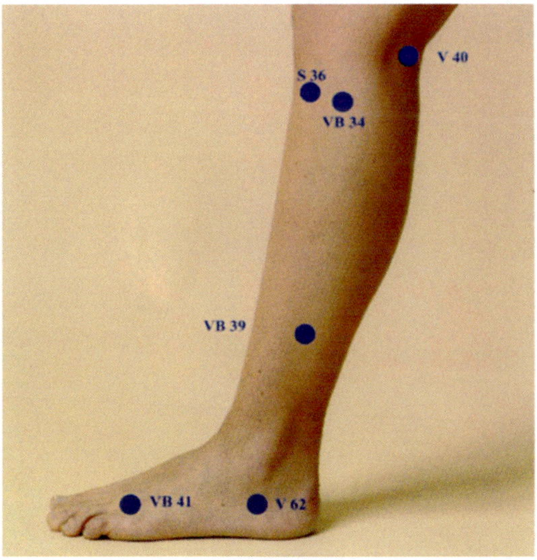

Tav. 17 - Punti della gamba e del piede.

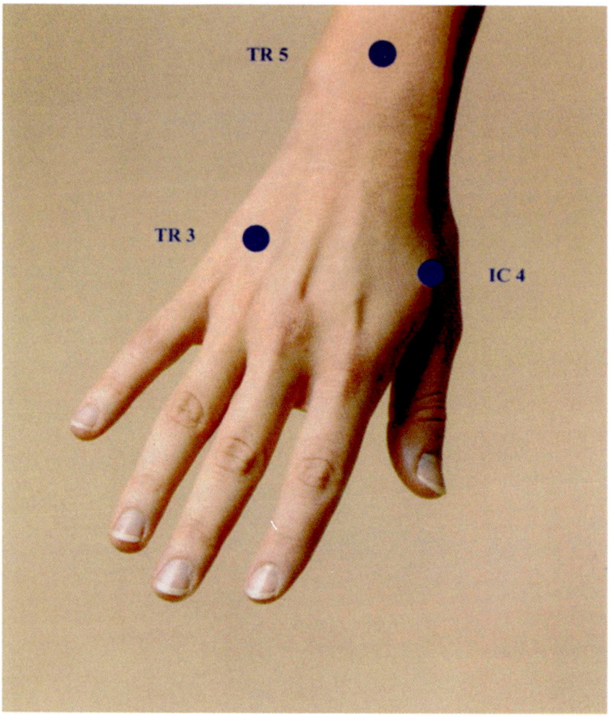

Tav. 18 - Punti del dorso della mano.

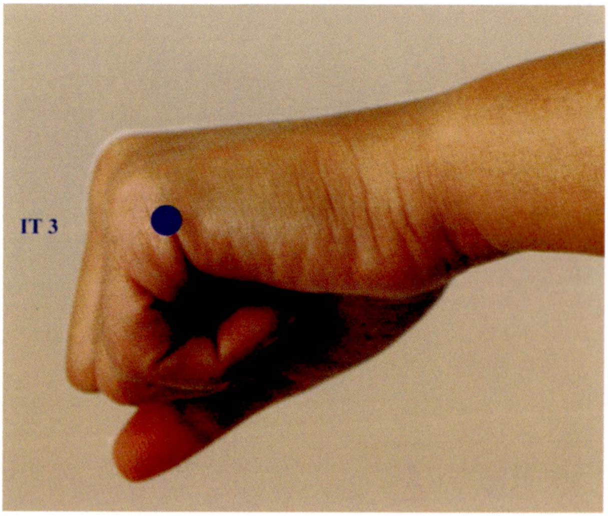

Tav. 19 - Punto laterale della mano.

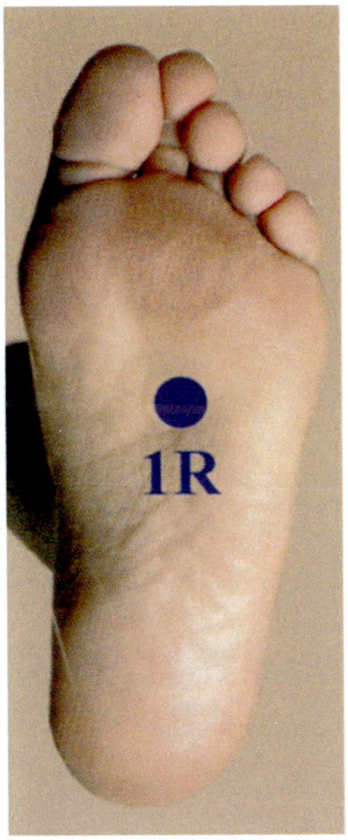

Tav. 20 - Punto della pianta del piede.

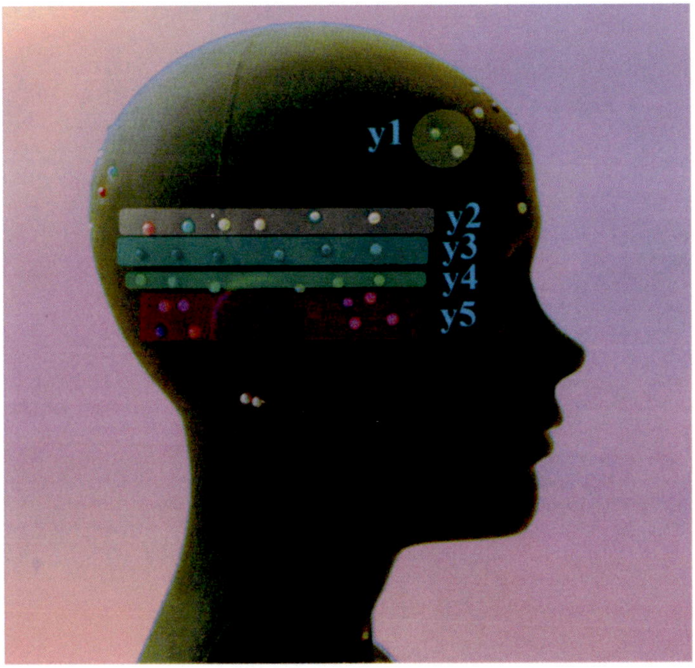

Tav. 21 - Punti Y cranici, divisi per zone.

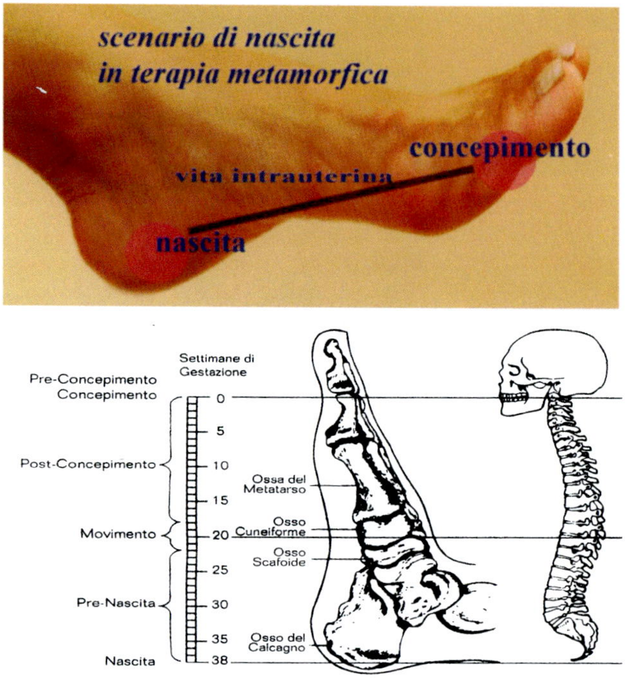

Tav. 22 - Punti della linea metamorfica del piede.

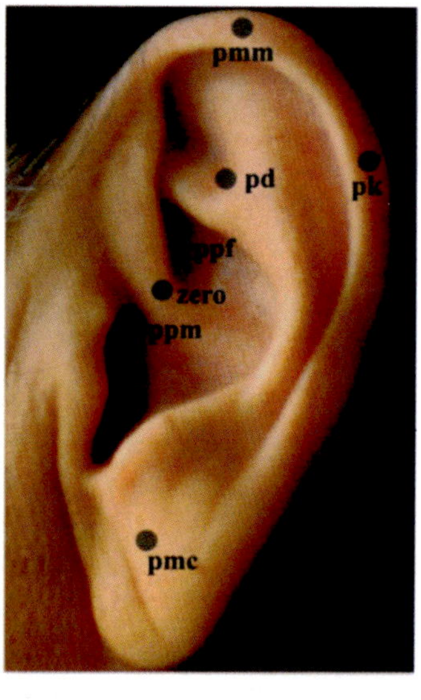

Tav. 23 - Punti del padiglione auricolare.

"Non si tratta di cambiare qualcosa,
ma di non attaccarsi a niente e aprire gli occhi e il cuore".

Jack Kornfield

6. Esercizi di coordinazione energetica e di ricarica preparatori al LER

Lateralità cerebrale e distribuzione energetica

L'emisfero cerebrale sinistro non è fondamentalmente l'emisfero dominante. Gli scienziati riconoscono che metà nel mondo animale è destro e metà sinistro.

Nell'uomo la valutazione della lateralità è complessa, perché bisogna considerare oltre alla mano dominante, l'occhio, l'orecchio, la spalla, il bacino, la gamba e il piede dominante. Si chiama direttivo l'organo di cui ci si serve spontaneamente per effettuare un lavoro. La lateralizzazione è in pratica un adattamento intelligente del corpo che sceglie in maniera automatica quale mano, piede, occhio, orecchio è più economico e pratico da utilizzare. Esistono persone a lateralizzazione completa o incompleta. In altre parole si può essere destri di mano e di occhio e sinistri di piede e di gamba; questo è un esempio di lateralizzazione incompleta o debole (crociata o mista), che può essere utile per certe attività e di intralcio per altre.

Nella maggior parte delle persone sono a carico dell'emisfero sinistro il linguaggio, il calcolo matematico, la logica, l'analisi, mentre quello destro provvede alla percezione dello spazio, alla sonorità e alla musica, alla sintesi, alla Gestalt. Entrambi lavorano in maniera complementare.

I neurologi hanno stabilito che in una piccola percentuale di popolazione, circa il 5%, i centri del linguaggio si trovano nell'emisfero destro. Attraverso la kinesiologia applicata e i test muscolari non solo si è avuta conferma di questo dato ma si è visto che questa dominanza emisferica inversa è molto più diffusa di quanto si pensi. Per questo non è importante soltanto sapere quale è la dominanza cerebrale (tavola 5), ma se l'emisfero dominante è verbale/analitico o Gestalt/sintetico.

Si possono quindi presentare quattro situazioni (tavola 6):

- dominanza cerebrale sinistra/analitica;
- dominanza cerebrale sinistra/gestalt;
- dominanza cerebrale destra/analitica;
- dominanza cerebrale destra/gestalt.

Come abbiamo già accennato la situazione può ulteriormente complicarsi, perché non sempre l'orecchio e l'occhio dominanti sono opposti all'emisfero dominante. Ci sono infatti casi di dominanza crociata o mista.

Esistono varie prove per determinare la lateralità. Vediamole in rapida successione.

Test per determinare la lateralità della mano:

- *test dell'applauso*: si fa applaudire e si guarda qual è la mano che viene collocata sopra (i bambini e le persone a lateralità incerta applaudono con le mani parallele);
- *test della limatura delle unghie*: si dà al soggetto una limetta per unghie e si osserva. I destri muovono la mano destra con la lima per le unghie della mano sinistra, mentre limando a destra la lima sarà a sinistra immobile, mentre si muove sempre la mano destra. L'inverso accade con il mancino.

Test per determinare l'occhio dominante:

- *test dell'allineamento ottico*: si chiede di puntare l'indice su un oggetto ed in seguito di chiudere alternativamente gli occhi. Da un lato l'oggetto resta sul prolungamento dell'indice e dall'altro si sposta lateralmente. L'occhio dominante sarà evidentemente quello che tiene le cose a posto;
- *test del buco*: questo test evita i problemi di convergenza dell'occhio. Con gli occhi spalancati, si tiene con le braccia in estensione un foglio di carta con in mezzo un buco di 1,5 cm e si mira un oggetto attraverso questo buco. Si chiede poi di avvicinare il foglio al viso continuando a fissare l'oggetto fino ad attaccarlo a un occhio, che sarà quello dominante.

Test per determinare la spalla dominante:

- *test di Solin per la spalla*: ci si mette di fronte ad un muro con il tronco inclinato, mani piatte sul muro, e poi, senza saltare, ci si gira rapidamente. I soggetti destri di spalle ruotano in senso antiorario, i mancini girano nell'altro senso.

Test per determinare l'anca dominante:

- *test di Solin 'twist del bacino'*: stando in piedi si salta nell'aria in modo da fare un giro completo su se stessi. I destri di anca ruotano verso sinistra e viceversa. È bene ripetere il test più volte per eliminare ogni dubbio. Percentualmente la rotazione a sinistra è più frequente soprattutto negli uomini.

Test per determinare la gamba dominante:

- *test del salto a forbice*: è sufficiente effettuare un salto a forbice. La gamba che si leva per prima è chiamata gamba 'dinamica' o dominante. La lateralità della gamba non corrisponde sempre a quella del piede.

Test per determinare il piede dominante:

- *test dello shoot o prova del calcio*: consiste nel far calciare più volte un pallone e nel verificare con quale piede lo si colpisce.

Da studi approfonditi risulta che la lateralizzazione è sempre esistita nel genere umano da tempi antichissimi. Infatti l'uomo preistorico era lateralizzato e quest'ultima corrispondeva alla mano che non lavorava. Fin da allora la prevalenza era l'emisfero sinistro. L'emisfero sinistro ha comunque una storia più recente del destro: infatti ha solo 5000 anni di ragionamento matematico e tecnico, mentre il destro ha vissuto circa 600 mila anni di istintualità.

Nei neonati già dai primi giorni nella marcia automatica avanzano col piede destro. Anche la rotazione della testa nei neonati è prevalente a destra. La lateralità manuale compare invece intorno agli otto mesi e si perfeziona successivamente. Nel secondo anno si stabilisce la lateralizzazione del linguaggio che è prevalente, come abbiamo visto, nell'emisfero sinistro. La lateralizzazione si completa tra i 14 anni e i 21 anni parallelamente allo sviluppo completo dei vari centri energetici.

La lateralità sinistra può essere vantaggiosa in certi casi: per esempio in certi sport come il duello, il mancino è avvantaggiato, perché la mano sinistra essendo comandata dall'emisfero destro ha in via diretta le cognizioni percettivo-spaziali, mentre il destro deve mandare le informazioni dall'emisfero sinistro al destro per lo stesso risultato. I due emisferi sono infatti collegati da circa 2 milioni di fibre che costituiscono il corpo calloso. Secondo uno studio canadese le fibre interemisferiche sarebbero più numerose nei mancini rispetto ai destri.

Le lateralità debole o incrociata può essere utile in particolari circostanze, mentre può provocare problemi in altre situazioni. Per esempio una lateralità sinistra dell'occhio con lateralità destra della mano è utilissima nel gioco del tennis.

Lo *switching*

Quello che a noi interessa è la situazione di disorganizzazione energetica, che può essere favorita da una lateralità debole o cattiva comunicazione tra i due emisferi. Soprattutto in situazioni di stress emotivo si possono instaurare situazioni di *switching*. Queste situazioni possono favorire handicap verbali, motori, espressivi, emozionali, ecc. o anche disturbi dislessici e spasmofonici (balbuzie).

Cosa accade quando una persona è in situazione energetica di *switching*?

Fa l'inverso di quello che gli si chiede; scrivendo a mano o con il computer inverte le lettere, confonde la destra con la sinistra, urta contro gli oggetti, ha sonnolenza quando legge, ha difficoltà di apprendimento, balbetta, cammina goffamente, sbaglia le distanze nel prendere il pallone o la palla da tennis o da ping-pong.

In questi casi occorre correggere la situazione di *switching* riequilibrando le energie nel corpo e rafforzando la lateralità cerebrale.

La correzione energetica viene effettuata sui tre assi fondamentali della distribuzione energetica:

- correzione dello squilibrio energetico destro-sinistro: si appoggiano i polpastrelli di una mano sul punto 27 R bilateralmente (pollice da un lato e indice e medio insieme dall'altro) e si massaggia per circa 1 minuto in senso orario e altrettanto nell'altro senso, tenendo l'altra mano sull'addome subito sotto l'ombelico; poi si invertono le mani e si ripete (tavola 7);
- correzione dello squilibrio energetico alto-basso: si massaggia con indice e medio insieme il punto VC 24 (circa 1 minuto in senso orario e altrettanto nell'altro senso), mentre l'altra mano è sotto l'ombelico e poi si inverte. Poi sempre con indice e medio si massaggia il punto 27 VG (circa 1 minuto in senso orario e altrettanto nell'altro senso), mentre l'altra mano è sotto l'ombelico e poi si inverte (tavole 8 e 9);
- correzione dello squilibrio energetico avanti-dietro: si pone una mano sull'addome e l'altra sul coccige e si massaggiano energeticamente le due zone in senso orario e anti-orario e poi si inverte (tavola 10).

Cross Crawl

Questo esercizio è fondamentale dopo il riequilibrio energetico effettuato con lo switching, perché agisce direttamente sugli emisferi cerebrali rafforzando la lateralità e le connessioni inter-emisferiche.

L'esercizio consiste nel mimare la marcia (tavola 11). L'esercizio del *Cross Crawl* in piedi si esegue come semplice marcia accentuando i movimenti delle braccia-spalle e delle ginocchia-anche, ricordandosi di incrociare sempre il movimento alto-basso (braccia-gambe). Può essere un rafforzativo effettuare mentalmente o oralmente durante l'esercizio delle affermazioni.

Gli esercizi di switching e di *Cross Crawl* andrebbero eseguiti prima (e in casi particolari dopo) del LER, seguiti dagli esercizi di ricarica energetica.

È bene però tener conto di un altro fattore negativo per un buon esito del LER, la presenza di '*inversione psicologica*'. È questa una situazione in cui l'Ego del soggetto attraverso un meccanismo inconscio blocca eventuali processi di carica e scarica energetica e il conseguente processo di integrazione.

In questi soggetti la motivazione esterna non corrisponde a quella interna, per cui resistono a eventuali terapie fisiche o psicologiche, ricadono sempre nello stesso errore, fanno sempre gli stessi sbagli (in matematica, nella vita e negli affari).

Gli americani hanno dato un nome molto coreografico a questo fenomeno: 'W.P.S. Worthless Piece of Shit Sindrome = Sindrome dell'Inutile Pezzo di Merda'.

Reagiscono sempre all'opposto di quello che sarebbe logico: sono ipercritici, si infastidiscono e hanno scatti di ira se consolati, vanno bene a scuola e si deprimono, si sentono inferiori pur affermandosi per bravura, si sacrificano e poi si lamentano, come se fosse colpa degli altri, le donne provocano il desiderio e poi scappano. Tutti questi atteggiamenti paradossali nascondono un profondo rigetto di se stessi, una completa disistima, la convinzione di non meritare. È evidente che sotto questi atteggiamenti si nasconde una menzogna personale molto potente che, attraverso l'Ego, manipola il soggetto. In questi casi facilmente si può incappare in comportamenti coatti ed ossessivi, per vuoto interno del chakra del cuore, che portano al tabagismo, alla droga, all'alcolismo, al vizio del gioco, all'ossessione per il proprio lavoro.

La *correzione dell'Inversione Psicologica* si effettua con il metodo Callahan: si percuote in maniera ritmica con i polpastrelli il punto S2 e S3 sotto l'occhio, verticale della pupilla (vedi descrizione punti al capitolo sul lavaggio emozionale), bilateralmente, mentre il soggetto pensa al suo problema. Si effettua sia ad occhi chiusi che aperti (ad occhi chiusi ci si connette con i lobi frontali e con il Centro Cristico, terzo occhio; con gli occhi aperti ci si collega con i lobi temporali e occipitali), dirigendo lo sguardo in tutte le direzioni, anche con rotazioni orarie ed anti-orarie. La percussione ritmica si ripete poi sul punto TR3 ed infine sul punto IT3 mentre si afferma per almeno 20 volte: "Mi stimo e mi accetto profondamente con tutti i miei difetti e sono pronto a vivere questa esperienza nel qui e ora...".

Quindi prima di iniziare la seduta di LER si eseguono gli esercizi di *switching*, *Cross Crawl* e per ultimi gli esercizi di ricarica.

La ricarica è fondamentale per imparare ad indirizzare l'energia nelle varie parti del corpo, per acquistare padronanza con le sensazioni di carica e scarica energetica, di tensione e rilassamento e di *grounding*.

La ricarica consiste nel concentrare l'attenzione su singole parti del corpo immaginando l'energia che entra col respiro dalla base della nuca (midollo allungato-parte posteriore del 6° chakra) e va nella zona in questione. La posizione è in piedi con le ginocchia leggermente piegate (questa posizione è fondamentale per tutti gli esercizi e anche per la vita quotidiana, in quanto la posizione a ginocchia in iperestensione rigida concentra le linee di massimo carico statico sulle vertebre lombari con problemi fisiologici ed energetici). Si inizia la concentrazione sul piede sinistro, lo si contrae mandandogli energia e successivamente si rilassa, si passa poi al piede destro, poi al polpaccio sinistro, si contrae inviando energia e poi si rilassa, quindi al polpaccio destro e così per le 26 parti fondamentali del corpo. Questa tecnica è stata insegnata da Yogananda per preparare alla meditazione, ed opportunamente modificata, è altrettanto ottima per il LER. Ecco di seguito le 26 parti su cui far confluire l'energia provocando tensione e rilassamento (tabella 3).

La tensione deve essere graduale: bassa, media, alta tensione. Altresì il rilassamento deve essere graduale e sempre più profondo.

Tab. 3 - Zone di ricarica energetica

Piede destro	Piede sinistro
Polpaccio sinistro	Polpaccio destro
Coscia sinistra	Coscia destra
Gluteo sinistro	Gluteo destro
Addome	Stomaco
Pavimento pelvico *Contrazione dello sfintere anale interno ed esterno*	Lingua Contrazione della lingua *spinta contro il palato*
Avambraccio sinistro *Stringendo il pugno*	Avambraccio destro *Stringendo il pugno*
Braccio sinistro	Braccio destro
Pettorale sinistro	Pettorale destro
Collo, parte sinistra	Collo, parte destra
Gola	Nuca
Bocca e ATM (articolazione temporomandibolare)	Occhi e fronte
Orecchie	Cuoio capelluto

Successivamente si può far confluire energia in due distretti contemporaneamente secondo la legge alto-basso. Si contrae contemporaneamente il polpaccio e l'avambraccio prima a sinistra e poi a destra, la coscia e il braccio sempre prima a sinistra e poi a destra, poi il gluteo ed il pettorale prima a sinistra e poi a destra.

L'esercizio finale consiste nel tendere una ad una le 26 parti, dal piede sinistro al cuoio capelluto, senza mai rilassarle per arrivare ad una contrazione di tutto il corpo da mantenere per un minuto, poi rilassare le 26 parti in senso inverso dal cuoio capelluto al piede sinistro. Questo esercizio è utilissimo per stimolare attenzione e concentrazione sul corpo e sull'energia.

Tutti questi esercizi che precedono il LER richiedono, una volta imparati, al massimo 10-15 minuti.

"Bisogna rinunciare alla propria vecchia identità
e rinascere ad una nuova consapevolezza di sé".

Jack Kornfield

7. *Il Lavaggio Emozionale REM®*

Il Lavaggio Emozionale REM® (LER) è una tecnica che unisce elementi di respirazione emozionale, di bioenergetica, di medicina tradizionale cinese, e di insegnamenti yogici e tantrici in un'unica disciplina. La finalità del LER è liberare l'uomo dalle trappole e dalle gabbie che si è costruito nel corso della vita per farlo sentire libero ed in pieno collegamento con l'essenza spirituale da cui proviene.

IL LER non può considerarsi una terapia, ma un percorso che l'individuo decide di intraprendere con l'aiuto di un maestro esperto: è un cammino di crescita interiore.

IL LER lavora su tutti i piani contemporaneamente: fisico, emozionale, psichico e spirituale, ed è quindi utilissimo non solo per dissolvere conflitti psico-emozionali inconsci, ma anche per molte malattie. L'uomo non è malato perché ha una malattia, ma ha una malattia perché è ammalato nel suo schema energetico. Stiamo male perché ci siamo imprigionati in modelli di energia che ripropongono sempre le stesse esperienze in attesa che le integriamo e superiamo. Questi schemi acquisiti dalla nascita e dai primi anni di vita o da incarnazioni precedenti vincolano al mondo polare, alla ruota delle apparenze, al 'Maya'.

Pensiamo di progredire, di evolvere, ma poi ci ritroviamo sotto altre forme sempre allo stesso punto: questo è il grande inganno del mondo del sogno. È l'Ego che, sentendosi piccolo e limitato, in quanto sconnesso dal vero Sé (campo della 'Potenzialità Pura' ove tutto è realizzabile), lega alla falsa esperienza del mondo percettivo dove il tempo è lineare, e il soggetto si divide dall'oggetto.

Durante il lavaggio si perde la cognizione del tempo lineare legato alla polarità e si entra nel tempo momentaneo del qui e ora ove non esiste né giudizio né scelta.

Come ogni processo fisiologico anche il LER obbedisce alle quattro fasi: eccitazione, espansione, contrazione e rilassamento.

Ogni squilibrio è caratterizzato da un blocco di un determinato segmento corporeo e del chakra relativo in una delle quattro fasi, il LER armonizza e riattiva l'informazione persa dallo schema corporeo.

Con il LER si attivano cicli completi di energia attraverso la respirazione e si stimolano in contemporanea punti dolorosi nei vari segmenti in modo da far emergere ricordi del passato da integrare. Questo processo provoca quella che viene chiamata guarigione quantistica: si prende coscienza del vecchio schema, si integra e si cambia energia, tutto ciò in una dimensione al di fuori dello spazio tempo (tempo momentaneo).

È evidente che non è sufficiente una seduta per pescare nella propria biblioteca interiore ed integrare gli schemi energetici trappola. Il percorso si sviluppa in una serie di sedute individuali (10 con una donna e 10 con un uomo) e collettive. Le sedute collettive sono altrettanto importanti di quelle individuali, in quanto coinvolgono l'energia del gruppo. Le sedute possono essere effettuate a secco (sdraiati, in piedi, seduti), ad occhi aperti (respirazione tantrica con specchio; con rotazione degli occhi; EMDR; guardando una foto o una composizione cromatica) o in acqua calda (tecnica metamorfica plantare in posizione supina e prona) o fredda.

IL LER a secco va effettuato eliminando dall'abbigliamento ogni oggetto metallico, ogni costrizione, cinte, calze, reggiseno ecc. quindi indumenti comodi e larghi. In alcuni casi come nelle sedute centrate sullo scenario di nascita può essere consigliabile non indossare alcun indumento e coprirsi con un lenzuolo leggero, sempre che le condizioni climatiche lo consentano.

Il lavaggio emozionale si compone di due fasi della durata complessiva di 90-120 minuti:

1. la prima fase è occupata dal colloquio, da esercizi e da eventuali processi [1];
2. la seconda fase è tecnica e si compone di cinque elementi fondamentali:
   - respiro circolare;
   - grounding;
   - padronanza dell'energia e rilassamento;
   - stimolazione dei punti;
   - vibrazione e integrazione.

Del *respiro circolare* abbiamo già parlato nel capitolo sulla respirazione: in esso si susseguono cicli respiratori completi di carica e scarica energetica in cui all'inspirazione segue l'espirazione senza pause. Per tale motivo questo tipo di respiro comune anche al rebirthing viene detto connesso o consapevole.

La respirazione che può durare da 45 a 90 minuti va eseguita distesi in posizione supina con le ginocchia piegate per radicare i piedi uniti a terra, ginocchia leggermente divaricate (vedi figura 9, capitolo 3). Le braccia sono lungo i fianchi, palmi in alto.

L'intero ciclo respiratorio di una seduta va fatto o interamente con la bocca o interamente con il naso. È consigliabile fare le prime sedute tutte esclusivamente con la bocca in modo da lavorare sulla pancia, cioè sul cervello emozionale.

[1] Anche se nell'uso comune italiano la parola processo è utilizzata in campo giuridico, il suo vero significato è: "Atto del procedere, dell'avanzare. Successione di fenomeni legati tra loro", e quindi come tale non ha nessuna valenza inquisitoria. È in questa accezione che viene utilizzato in campo psicodinamico per intendere il dipanarsi di una successione di eventi psichici che portano chiarimento di un determinato comportamento.

L'inspirazione deve essere completa tale da interessare tutti i tre spazi respiratori e deve sempre terminare con l'innalzamento del petto, come se lo si volesse aprire per far espandere l'energia del cuore. L'espirazione deve essere spontanea e completamente automatica senza nessun controllo: quindi non bisogna forzare né soffiare, la bocca dovrà essere naturalmente aperta in modo che l'aria esca in maniera spontanea. In certi casi può essere utile trasformare l'espirazione in un suono per liberare la gola, ma anche qui senza forzare: è l'aria che uscendo naturalmente si articola in un suono, per esempio "aaaaaah".

Si inizia con un respiro lento e pieno per passare a uno veloce e pieno, quando emergono emozioni e schemi energetici da integrare.

Cosa accade durante la respirazione circolare?

Si attiva il Chi, o Ki, o energia o prana-apana che sviluppa nel corpo dei cicli energetici di lavaggio dei chakra e dei meridiani. Se durante la vita abbiamo bloccato l'energia in qualche settore, l'attivazione di questi cicli energetici permette la lettura nella memoria cellulare: ritornano in superficie vissuti emozionali rimossi e cristallizzati (difetti di informazione responsabili di tutti i problemi successivi) che bloccano la giusta comunicazione energetica con la fonte primaria, il Sé.

Quello che emerge dalla memoria cellulare con il respiro è il vissuto emozionale così come lo si era interpretato nel momento della rimozione.

Una emozione esprime un movimento energetico che va vissuto nel corpo, negli organi, nelle cellule. Se l'emozione viene, per qualsiasi motivo, bloccata andrà a cristallizzarsi fornendo così al circuito energetico generale delle informazioni incomplete. Il respiro circolare scioglie queste cristallizzazioni.

Il secondo punto del LER è il *grounding*, termine proprio della bioenergetica, che significa far scendere il centro di gravità nella pelvi e sentire i piedi come supporto energetico collegato con la terra. Per questa ragione nel LER si fanno piegare le ginocchia e si tengono i piedi ben saldi per terra sia nella posizione eretta che in quella sdraiata. In quest'ultima può essere utile mettere un piccolissimo cuscino sotto l'osso sacro, per favorire lo snodamento e la mobilità della pelvi. Tutto questo serve a sentire il proprio centro non nella testa, ma nel basso ventre, nel cervello emozionale. Per i giapponesi l'equilibratura fisica e psichica di un individuo avviene in un'area situata 5 cm sotto l'ombelico, chiamata *hara*. La medicina occidentale ha da tempo riconosciuto un cervello intestinale ricchissimo di neurotrasmettitori che ha sede nell'intestino tenue per certi versi più importante del cervello vero e proprio (vedi figura 4, capitolo 2). Anche dal punto di vista simbolico la struttura del cervello e dell'intestino tenue si assomigliano. Il cervello viscerale comanda la vita istintiva, mentre quello superiore dirige la vita cosciente, ma se pensiamo che il 90% delle nostra vita è comandata da movimenti inconsci ci rendiamo conto dell'importanza del cervello intestinale. Non dimentichiamo che siamo concepiti nel ventre e nasciamo dalla zona pelvica, veniamo alimentati per tutta la vita fetale attraverso il cordone ombelicale, che è sempre lì, nella pancia.

Quindi *grounding* come collegamento con la terra e centratura nella pelvi.

Il terzo punto è la *padronanza dell'energia e il rilassamento*. Per attuare questo punto è fondamentale far precedere il LER dagli esercizi di riequilibrio energetico e di ricarica e stare nel qui e ora, nel presente. Non bisogna farsi distrarre da sensazione come formicolii o pruriti, perché nella carica energetica determinata dalla respirazione è possibile che uno schema energetico invece che con un ricordo o una immagine si cominci a palesare con un formicolio, un prurito, un dolore o anche una contrazione tetanica. In questi casi non bisogna distrarsi grattandosi o muovendosi, ma bisogna continuare a respirare portando l'attenzione in quella zona senza lottare con quella sensazione. È il corpo che dice: "*liberami!*". Al di là della sensazione compariranno con sorpresa emozioni rimosse perché interpretate come negative.

Spesso siamo portati a lottare con le nostre sensazioni, perché questo abbiamo imparato nel mondo del sogno e della percezione. Nella lotta c'è giudizio, c'è il legarsi alla ruota delle apparenze. La felicità e la gioia che provengono dal mondo della conoscenza non conoscono la lotta ed il giudizio, semplicemente sono. È l'Ego che sentendosi separato dalla fonte, dal Sé, è in continua lotta per autoaffermarsi e ciò facendo spreca una enorme quantità di energia.

A volte si può avere paura durante il LER di rilassarsi oltre un certo limite, si ha la sensazione che andando oltre si perda il controllo: è proprio questo il segno che si sta attivando qualcosa di nuovo ed è quindi importantissimo continuare a rilassarsi.

Quindi la regola da seguire è rilassamento e padronanza del processo energetico, da seguire nei minimi particolari, non con la mente, ma con il respiro, cioè con la pancia.

Chi è abituato a fare meditazione può avere tendenza a non essere presente nel corpo. In questi casi è bene ricordarsi che con il LER è fondamentale essere nel corpo e quindi concentrarsi sulle sensazioni fisiche.

Un altro problema che ostacola il LER è l'abitudine di certe persone a reprimere le loro sensazioni; in questi casi il soggetto tende a portare le emozioni nella mente e a decodificarle come pensieri. È indispensabile riportare questi soggetti nelle sensazioni della loro pancia con esercizi di bioenergetica.

L'apnea è un'altra possibilità durante il LER, ma è positiva, perché costituisce una momentanea fuoriuscita dal corpo, dopo la quale la persona prova un attimo di panico e un successivo ottimo rilassamento a cui segue una forte integrazione.

La *stimolazione dei punti* è uno degli elementi più importanti del LER, perché permette di indirizzare i cicli energetici attivati dal respiro verso zone specifiche del corpo.

Dobbiamo prendere in considerazione più ordini di punti:

- punti di contatto energetico;
- punti di percussione ritmata;
- punti di apertura;
- punti di sblocco.

I punti di contatto energetico, situati soprattutto a livello della testa (terminale yang), servono ad accelerare il passaggio energetico lungo la linea mediana (testa-piedi) aiutando i cicli energetici, attivati dal respiro circolare, nonché i processi di integrazione e di vibrazione delle ginocchia.

I punti di percussione ritmata sono situati sul viso o sugli arti e vanno battuti ritmicamente con i polpastrelli, servono per correggere degli schemi energetici fuori equilibrio.

I punti di apertura sono situati nella zona occipitale, intrascapolare, toracica alta e bicipitale, vanno solo agganciati in pressione costante, e si utilizzano come dei rubinetti per favorire la scarica attraverso i punti di sblocco.

I punti di sblocco sono distribuiti nei vari segmenti della corazza, vanno premuti con pressione costante da aumentare progressivamente ad ogni espirazione fino a provocare dolore, e servono ad attivare la scarica energetica. Questi punti vanno stimolati dall'alto verso il basso.

I punti di contatto vengono utilizzati all'inizio e alla fine della seduta, i punti di apertura nella prima fase del trattamento, mentre i punti di sblocco vengono trattati per ultimi, ma occupano lo spazio temporale preminente della seduta. I punti di percussione ritmata vengono utilizzati in casi particolari.

Segmenti della corazza	Punti di contatto energetico	Punti di percussione ritmata	Punti di apertura	Punti di sblocco
Oculare	V2	S2–S3 Tecnica Metamorfica	V 1 PMC orecchio	VB 14 PMO VB20 VB 34 VB 39 V10
Orale	PZ orecchio	S2–S3 Tecnica Metamorfica		VB20 S2 PMM S13 IC4 V10
Cervicale		TR3 IT3 Tecnica Metamorfica	PPM orecchio V10	PMC PMS PMCO VB20 S13 TR15 TR5 VB34 V10
delle Spalle		Tecnica Metamorfica	P1	PMS PMCO VB21 TR5

del Torace	VC17	Tecnica Metamorfica	PMMorecchio	PMT PT *V62* P1 P2 P3 P10
Diaframmatico		Tecnica Metamorfica	PZ orecchio	F13 F3 S2 VB34
Addominale		Tecnica Metamorfica	PK orecchio	PMA V62 *V40* R6 S25 IC4
Pelvico	VC4	Tecnica Metamorfica	PPF orecchio PD orecchio PK orecchio *R1*	PMP PL MP4 MP6 MP9 MP10 S30 *V40* V62 S36 VB34 VB39 VB41

I punti sottolineati e corsivi sono ad utilizzo esclusivo in acqua, i punti sottolineati sono ad utilizzo sia in acqua che all'asciutto.

Localizzazioni anatomiche dei punti:
(tavole da 12 a 19)

PMO: punto maestro oculare, lateralmente all'orbita, in una depressione dell'osso;

PMM: punto maestro mandibolare, sulla prominenza del muscolo massetere, quando si chiudono i denti bilateralmente;

PMA: punto maestro addominale, 4 dita sopra l'ombelico sulla linea mediana;

PMP: punto maestro pelvico, 3 dita sotto l'ombelico;

PL: punto dei lutti interiori, a metà della linea che a destra congiunge l'ombelico con la cresta iliaca;
PT: punto dei traumi, sulla verticale del capezzolo, a destra nel primo spazio intercostale;
PMT: punto maestro toracico o punto del bisogno d'amore, circa 2-3 dita trasverse sopra l'apofisi xifoidea, sulla linea mediana;
PMC: punto maestro cervicale, a metà strada tra la base del collo e l'osso occipitale, tra la 3° e 4° vertebra cervicale;
PMCO: punto maestro del collo: questo si trova facendo ruotare completamente la testa da un lato, circa 2 dita trasverse sopra al terzo mediale della clavicola sul bordo posteriore del muscolo sternocleidomastoideo;
PMS: punto maestro spalla, a metà distanza tra collo e punta della spalla;
IT3: all'estremità del solco palmare traverso, sul lato ulnare della testa del 5° osso metacarpale, con pugno semichiuso;
IC4: punto medio del 2° metacarpo, sul rilievo che si forma accostando l'indice al pollice;
S2: sguardo in avanti, 1 dito e mezzo trasverso sotto la pupilla, sul forame infraorbitario;
S3: sulla verticale della pupilla a livello del bordo inferiore dell'ala del naso;
S13: sulla linea mammillare, sotto la clavicola;
S25: punto di allarme dell'intestino crasso, 3 dita trasverse esternamente all'ombelico;
S30: lateralmente e al di sopra del tubercolo pubico, sopra la plica inguinale, 3 dita trasverse dalla linea mediana;
S36: due dita traverse sotto la tuberosità anteriore della tibia;
TR3: in una fossetta nell'angolo tra il 4° e 5° metacarpo;
TR5: sul bordo radiale del cubitale, tre dita trasverse sopra la piega di flessione del polso;
P1: nel primo spazio intercostale un po' in dentro rispetto al prolungamento della linea ascellare anteriore;
P2: sotto la clavicola, dove si percepisce il battito dell'arteria sottoclaveare;
P3: a livello della V deltoidea;
P10: sull'eminenza thenar, contro il bordo cubitale dell'estremità prossimale del primo metacarpo;
F3: sul dorso del piede tra il primo ed il secondo metatarso;
F13: all'estremità libera della undicesima costola;
R1: alla giunzione tra terzo anteriore e medio della pianta del piede, nella depressione che si produce flettendo le dita;
R6: un dito trasverso sotto il malleolo interno;
MP4: lato mediale del piede, in una depressione situata antero-inferiormente alla base del 1° metatarso, alla giunzione tra cute plantare e dorsale;
MP6: quattro dita trasverse sopra l'apice del malleolo mediale, dietro il bordo posteriore della tibia;
MP9: con il ginocchio flesso, si trova in una depressione sul bordo inferiore del condilo mediale della tibia;

MP10: con il ginocchio flesso, tre dita trasverse sopra il bordo supero-mediale della rotula;
V1: all'angolo interno dell'occhio, bilateralmente;
V2: all'attaccatura interna delle sopracciglia;
V10: tra atlante ed epistrofeo, due dita lateralmente alla linea mediana;
V40: al centro del cavo popliteo;
V62: in una depressione sotto il bordo inferiore del malleolo esterno, è un punto maestro per tutte le tensioni dei muscoli para-vertebrali;
VB14: due dita trasverse sopra il sopraciglio sull'asse della pupilla;
VB20: sotto l'osso occipitale, nella depressione fra i muscoli trapezio e sternocleidomastoideo;
VB21: a metà strada tra l'apofisi spinosa di C7 e l'acromion;
VB34: con ginocchio flesso, nella depressione antero-inferiore alla testa del perone;
VB39: quattro dita traverse sopra al malleolo esterno, sul bordo posteriore del perone;
VB41: tra il quarto ed il quinto metatarso;
VC17: al centro della linea che congiunge i due capezzoli;
VC 4: quattro dita sotto l'ombelico, sulla linea mediana.

Punti del piede (tavole 20 e 22)
punto del concepimento;
punto della nascita;
linea metamorfica (dall'alluce al tallone);
R1 (punto di sblocco pelvico).

Punti cranici (tavola 21)
punti Y1 di sblocco delle spalle;
punti Y2 di sblocco toracico;
punti Y3 di sblocco diaframmatico;
punti Y4 di sblocco addominale;
punti Y5 di sblocco pelvico.

Punti auricolari (tavola 23)
PZ (punto zero);
PPM (punto del principio maschile);
PPF (punto del principio femminile);
PMM (punto maestro del mesoderma);
PD (punto del Dharma);
PK (punto del Karma);
PMC (punto maestro cerebrale).

Nella seduta individuale è bene iniziare dal segmento oculare che comprende oltre agli occhi, naso e orecchie, per passare al segmento orale che comprende la mandibola, la lingua, il mento, la gola, la muscolatura della bocca e per l'effetto antero-posteriore la muscolatura occipitale. Durante il trattamento di questo segmento può essere utile far aprire gli occhi e farli roteare in varie direzioni. Esistono anche tecniche specifiche di sensibilizzazione e rielaborazione di traumi attraverso i movimenti oculari [2]. Segue il segmento cervicale che comprende la muscolatura del collo, superficiale e profonda e la lingua, poi le spalle e il cingolo clavicolare, il torace, il diaframma, l'addome e la pelvi. È bene seguire l'ordine, perché uno sblocco pelvico o addominale prima di una attivazione oculare o orale potrebbe coinvolgere un quantum energetico troppo forte per essere sostenuto dal soggetto.

Nei gruppi è invece possibile far lavorare a coppie i partecipanti sui segmenti superiori, mentre il o i conduttori attivano a secondo i casi altri punti (metodo della Kelazione). In questo caso le attivazioni energetiche sono molto più forti, sia per la presenza dell'energia del gruppo, sia per l'interazione sui punti di due persone, il compagno di coppia e l'operatore, che creano un circuito di potenza.

Il quinto elemento fondamentale del LER è la *fase vibratoria e di integrazione*. Cosa si intende per integrazione? Integrazione è superamento della dualità e del giudizio. Una emozione integrata non è più una emozione. Se emerge una emozione e non la si giudica, essa fluirà nel movimento energetico proprio di quella emozione ed entrerà a far parte dello schema energetico del soggetto. Non sarà più qualcosa di separato, soggetto ed oggetto si identificheranno. La mente crea sempre dei modelli e cerca di farvi rientrare quella che crede essere la realtà. Infiniti possono essere i contesti possibili in cui si può sperimentare la realtà (figura 24, capitolo 11). Il contesto è praticamente l'energia in cui si attua quella determinata esperienza. Se viviamo in maniera negativa, una determinata cosa dipende solo dal contesto in cui si attua, basta cambiare energia e il vissuto cambierà completamente. L'integrazione è cambiamento di contesto. Non si può essere liberi, finché si giudica negativamente una cosa. Non giudicare negativamente è già una forma di integrazione. Nel momento in cui comprendiamo che ci siamo solamente noi nella situazione, avremo compreso il concetto di responsabilità al 100%.

L'integrazione avviene quando qualcosa che non era chiaro diventa una parte armoniosa del nostro essere. Non vuol dire che non crea più conflitti all'esterno, ma che noi non li vediamo più. Il conflitto è sempre interno, altrimenti è qualcosa che si può risolvere. Fino a che si parla dell'altro, si è in conflitto.

Integrazione vuol dire entrare nella consapevolezza: essere testimone del fatto guardandolo dall'esterno senza giudicare. La consapevolezza si raggiunge con la comprensione: se affiora una emozione antica non metabolizzata bisogna cercare di comprendere perché è affiorata senza giudizio e senza giustificarla, senza valutazione alcuna. Dove si raggiunge consapevolezza non vi è mai repressione. Se giustifichiamo e valutiamo una emozione la stiamo reprimendo.

[2] Questa tecnica, che viene chiamata EMDR, vede la patologia come un'informazione immagazzinata in modo non funzionale, per cui si ha il congelamento dell'informazione nella forma ansiogena originale, come era stata vissuta. Trattandosi di un'emozione non elaborata diventa causa di disturbo patologico cronico. I movimenti oculari ritmici in contemporanea con l'evocazione dell'immagine traumatica e delle emozioni negative ad essa legate restaurano una giusta informazione neuronale e permettono la comunicazione tra i due emisferi permettendo la prosecuzione dell'elaborazione dell'informazione fino alla risoluzione.

“I problemi sono tutti giochi della mente... e *mente* è solo un altro nome per indicare inconsapevolezza” (Osho).

Un ostacolo all’integrazione può essere costituito dal blocco in tetania; in alcuni casi il conduttore può intervenire con la percussione ritmata del punto 2 e 3S sulla verticale della pupilla, e del punto 3 IT facendo ripetere al soggetto delle affermazioni come descritto nel capitolo 4.

L’integrazione avviene nel contesto del tempo momentaneo dove non esiste libera scelta. Nel tempo lineare si attua la legge del Karma di causa effetto, nel tempo momentaneo si trascende il Karma e lo si può superare. L’integrazione viene rafforzata a livello fisico dalla vibrazione delle gambe che si provoca per effetto della scarica energetica.

Durante la seduta il corpo può ribellarsi e far sentire pruriti, formicolii, mosche o zanzare: sono tutti inganni del corpo e della mente. È fondamentale superare queste sensazioni senza farsi coinvolgere, senza muoversi o grattarsi, ma semplicemente continuando a respirare. Molto spesso dietro un prurito può nascondersi uno schema energetico che è lì pronto ad attivarsi, basta non farsi distogliere dalla sensazione corporea.

Nelle ore successive alla seduta è buona norma bere molto, fino a un litro e mezzo di acqua, mangiare leggerissimo, non fare la doccia o il bagno per almeno 12 ore, e non dedicarsi ad attività stressanti o sessuali. Bisogna trattarsi con dolcezza e con amore, come un bambino appena nato.

"Ciascuno di noi è l'artefice del suo destino,
spetta a noi crearci le cause della felicità.
È in gioco la nostra responsabilità e quella di nessun altro".

XIV Dalai Lama

8. *L'incesto*

Un argomento di grande interesse che molto spesso emerge nelle sedute di LER è il tema dell'incesto.

Anticamente, veniva definito incesto qualsiasi relazione sessuale inappropriata esistente fra i componenti della stessa famiglia.

Oggi il concetto è stato allargato e con incesto si tende a definire qualsiasi abuso venga inflitto a un bambino all'interno della famiglia da parte dei componenti ma anche di altri adulti che, pur non facendo parte del nucleo familiare, hanno una posizione di fiducia rispetto al bambino: governanti, vicini, insegnanti, sacerdoti, ecc.

Si è scoperto che il modo in cui riceviamo attenzioni fisiche da grandi è influenzato dal modo in cui le abbiamo ricevute da piccoli, perché tendiamo a ripetere sempre gli stessi schemi. Così pure, a seconda di come siamo stati manipolati da piccoli, agiremo noi stessi verso i bambini; ad esempio, gli stupratori sono stati generalmente vittime di abusi incestuosi da piccoli.

Anche la mancanza totale o quasi di attenzioni fisiche verso i figli può essere vissuto dal bambino come un abuso: è stato dimostrato che un gran numero di criminali seriali venivano da famiglie in cui erano bandite le affettuosità di qualsiasi genere.

L'incesto è molto più frequente di quanto si creda, ma potrebbe essere vissuto in modo completamente innocente poiché è normale che si provino impulsi sessuali per i componenti della famiglia, che sono le persone più vicine a noi, considerato che non solo il concepimento, ma anche la nascita, l'allattamento sono eventi fortemente legati alla sessualità: il nostro esistere è sessuale.

Quello che provoca conflitti, nevrosi ecc. è il senso di colpa, ovvero la voce dell'Ego, che vuole convincerci che un'emozione naturale è patologica e sporca.

Alla luce delle esperienze fatte con il Rebirthing, con il lavaggio energetico e con il LER, dobbiamo distinguere differenti modi in cui viene perpetrato l'abuso da parte degli adulti, e altrettante diverse ripercussioni che avrà sull'individuo una volta divenuto adulto.

A. Incesto fisico reale

Di solito, viene relegato nell'inconscio, e ci vogliono molti anni perché venga a galla. Affinché la guarigione sia effettiva e completa, non si deve assolutamente spiritualizzare l'episodio, ma questo deve essere riportato alla coscienza, e devono essere portate alla consapevolezza e sfogate le emozioni che sono state represse, come vergogna, senso di colpa e rabbia. È utilissimo in questo caso utilizzare oltre al LER le tecniche dell'EMDR (movimenti di rotazione degli occhi).

In genere, chi ha subito un effettivo abuso può avere una di queste due tendenze:

- rifiuto assoluto della sessualità;
- incapacità a saper dire di no e a saper affermare i limiti oltre i quali non si vuole che l'altro vada (ciò accade anche in altri settori: tendenza a subire abusi nel lavoro ecc.).

B. Incesto emozionale

Il caso classico è il complesso di Edipo: ogni maschietto si innamora della mamma, ogni bambina del papà, e vorrebbe sostituirsi al genitore, ma finché non subentra il senso di colpa non c'è un reale problema; quando questo schema d'incesto è particolarmente forte, può determinare un comportamento ripetitivo nell'individuo adulto, che fa sì che ci si innamori sempre di persone non disponibili.

La tensione sessuale fra genitori e figli è normale; ma anche se rimane a livello di emozione, può generare senso di colpa, una volta che venga individuata come tale e non come affetto 'puro'.

Ad esempio, il papà che ha sempre coccolato serenamente la sua bambina, quando questa raggiunge la pre-adolescenza un bel giorno si accorge che le affettuosità hanno provocato un'erezione. A questo punto, comincia a sentirsi sporco, e naturalmente allontana bruscamente la figlia senza spiegazioni, perché ha paura di offuscare la sua innocenza. Ma per la bambina è uno shock e comincerà a domandarsi: "Che cosa ho fatto di male, perché il papà mi ha trattato così bruscamente?".

L'impossibilità di comprendere questo meccanismo, e il relativo senso di colpa creano un ostacolo all'espressione della tenerezza nelle sue future relazioni sessuali.

Emotivamente, si desidera la relazione, ma di fatto si trovano tutti i modi per sabotarla.

Si crea il pensiero che potremo innamorarci solo di persone non disponibili per noi, e nel corso della vita, si tenderà a provare desiderio solo per persone con le quali non è possibile avere una relazione:

- persone già impegnate in un'altra relazione;
- persone che abitano molto lontano da noi;
- persone che comunque non sono disponibili (per lavoro, dipendenze ecc.).

La maggior parte della gente vive relazioni frustranti perché non è consapevole di questo schema.

Molto spesso capita che ci sia attrazione prima del matrimonio e che dopo svanisca: anche questo può rientrare in questo schema.

C. Relazione triangolare

La perfezione vorrebbe che vi fosse un accordo perfetto, e quindi una relazione orizzontale (cioè una connessione emozionale fra persone allo stesso livello) fra i genitori, ma molto spesso non è così.

In questo caso, il genitore che non è più in grado di comunicare con il coniuge può trasferire la relazione, esclusivamente su un piano dialettico ed emozionale, su uno dei figli, che viene così a sostituire il padre (o la madre) e ad instaurare quella che viene definita una *relazione speciale*.

La situazione di triangolo è potente come l'incesto fisico e va comunque considerata un abuso, perché anche in questo caso il bambino viene investito di responsabilità che non lo riguardano, e viene quindi emotivamente violentato.

Se il genitore non ha fatto un lavoro su di sé, proietta tutto sul figlio, che accoglie qualsiasi cosa perché il suo desiderio è di essere amato dai genitori.

Queste tre modalità d'incesto hanno un elemento in comune: la *segretezza*. Questa, nel caso del rapporto triangolare, dà luogo a uno schema di rapporto ben codificato: la confidenza segreta fra due persone su una terza che si traduce in pettegolezzo: il parlare 'dietro le spalle'.

Facciamo quindi attenzione quando ci sentiamo coinvolti in un triangolo: usciamone subito per non restare intrappolati in un ennesimo schema di incesto.

"Il mondo reale è al di là dei nostri pensieri e delle nostre idee.
Noi lo vediamo attraverso la rete dei nostri desideri,
essendo divisi tra piacere
e dolore, bene e male, interno ed esterno.
Per vedere l'universo come è veramente, dovete passare oltre la rete.
Non è difficile perché è piena di buchi".

Jack Kornfield

9. *Giudizio, risentimento, senso di colpa e perdono*

Il giudizio è qualcosa che tiene fermamente legati al mondo polare della materia. La ruota delle apparenze che governa il mondo della percezione si esprime sempre attraverso la valutazione di opposti (buono-cattivo, caldo-freddo, amore-odio ecc.).

Una valutazione è un modo di guardare dall'esterno il mondo polare. La formulazione di un giudizio lega a uno dei due estremi della polarità. Questo processo se diventa abituale e ripetitivo vincola sempre di più all'Ego e al mondo materiale impedendo il contatto con il Sé superiore o Potenzialità pura. Più si emettono giudizi più ci si vincola a riferimenti esterni, oscurando e rendendo arduo il collegamento al riferimento interno. È come se una ragnatela, in cui ogni filo rappresenta un giudizio, andasse ad ostruire il passaggio verso il mondo spirituale della propria essenza: il mondo della conoscenza (figura 23). In altre parole il giudizio ancora al mondo della percezione e del sogno, che appartiene all'Ego, impedendo l'accesso al mondo spirituale della conoscenza.

Vivere centrati, in equilibrio vuol dire prendere come riferimento lo spirito e non l'oggetto delle esperienze. Le esperienze ci legano in rapporti orizzontali con situazioni, persone ecc. (vedi figura 1, capitolo 1).

Il riferimento esterno ha bisogno sempre dell'approvazione altrui, ha bisogno di risposte per cui nasce la paura. I sensi di colpa, le paure e le insicurezze sono legati ai rapporti orizzontali ai riferimenti esterni.

Dare importanza al riferimento esterno porta a controllare e a esercitare un potere sulle cose circostanti, attribuendo un potere ad esse. Dobbiamo renderci conto che le cose non hanno alcun potere e che il potere, espresso nei riferimenti esterni del mondo polare, è quello dell'Ego, quello della mente razionale. Ma perché l'Ego ha bisogno di controllo e di potere? Perché ha paura, e dove vi è paura non c'e amore. La paura appartiene all'Ego, l'amore al Sé.

L'Ego non è la vera essenza, è solo la maschera che abbiamo strutturato in questa incarnazione, per vivere nel mondo polare. L'Ego ha bisogno per affermarsi dell'approvazione altrui, del controllo, del potere: perché ha paura.

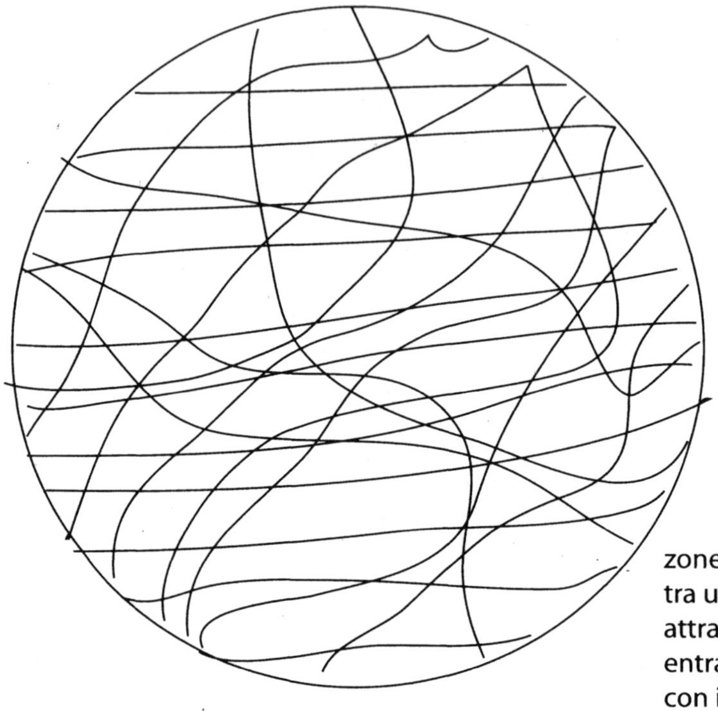

Fig. 23 - Ragnatela dei giudizi.

La paura è caratteristica del mondo polare, nasce fin dalla vita intrauterina e si rafforza col trauma della nascita. Il primo istinto che struttura la personalità profonda è l'istinto di conservazione. L'energia vitale al servizio dell'istinto di auto-conservazione incorpora l'aggressività per difendersi e conservarsi fino all'eccesso di ricerca di mezzi per alleviare l'abbandono che provoca ipertrofia delle difese dell'Io: nasce l'autoaffermazione a tutti i costi o Ego. Questa paura arresta la crescita personale e il contatto con la reale conoscenza.

La paura fa nascere corazze muscolari, blocca i chakra, priva della libertà e dell'innocenza. Più cresce la paura più l'Ego si ipertrofizza, più si ispessisce la corazza muscolo-emotiva.

Il giudizio appartiene appunto all'Ego ipertrofico che narcisisticamente si ritiene più grande e migliore. Finché ci si ritiene grandi e unici è impossibile amare l'altro. Non c'è nessun vantaggio nel giudicare l'altro, qual è l'interesse nel vedere nell'altro qualcosa che non funziona?

Il giudizio serve a mantenere le distanze, a sentirsi all'altezza. La ragione per cui l'Ego ha bisogno di distanza è per la paura di essere attaccato. E perché ha paura di essere attaccato? Perché si sente colpevole. In un esame più profondo l'Ego si sente colpevole, perché percepisce la sua nullità.

L'Ego, credendosi distaccato dall'Unità o Sé, acquisisce il pensiero di non valere, di essere inferiore, di non essere all'altezza e quindi vive nella menzogna. Ma l'uomo è stato creato a immagine e somiglianza di Dio, è espressione della Sua stessa Luce e quindi non può essere imperfetto, non può essere una nullità. L'Ego quindi vive nella "menzogna", nella paura e nel senso di colpa ed ha necessità di legarsi al giudizio, al risentimento, al rancore. Il senso di colpa è una delle principali cause del comportamento compulsivo, la ripetitività del gesto o del comportamento lega sempre di più alla polarità ed al passato ed impedisce ogni comunicazione con il proprio Sé (blocco e vuoto del chakra del cuore). Il senso di colpa è un mezzo per autopunirsi.

I sentimenti di amarezza, i risentimenti, le relazioni non risolte e la disapprovazione che è la base del giudizio (bene/male), rappresentano dei blocchi energetici che si fermano sotto pelle, vengono assorbiti dalle cellule e lasciano senza fiato separandoci dall'Unità, dal campo della Potenzialità Pura.

Per fare il salto di qualità dal mondo della paura (Ego) a quello dell'amore (Sé) bisogna passare attraverso la rabbia intrappolata nelle nostre strutture energetiche. Solo l'espressione simbolica o diretta di essa ci può portare al 'per-dono' e liberarci dalla prigionia del risentimento.

Il 'perdono' è il più bel dono che possiamo farci per lavare il nostro Karma. Il perdono è lo strumento che permette la riconquista della vera libertà.

Il risentimento lega al passato e impedisce il fluire verso il futuro, l'atto del perdonare è collegato con il lasciare andare e porta ad accettarsi con amore: riattiva l'energia del chakra del cuore.

Perdonare è un sentimento di comprensione profonda.

Perdonare non vuol dire tollerare; la tolleranza infatti non permette alla persona che ci ha fatto del male di accettare la responsabilità di ciò che può averci inflitto.

Perdonare vuol dire abbandonare tutte le speranze di un passato migliore: perdonare permette di cominciare a vivere nel presente.

Abbandonare i risentimenti legati alle passate relazioni permette di aprirsi alle infinite possibilità. Decidere di non perdonare significa scegliere di soffrire. Il perdono cancella il passato e permette di vivere il presente che è l'unica vera realtà.

Se riflettiamo sulla nostra vita passata una sola cosa impedisce di trovare la pace interiore: i rapporti non risolti.

Le popolazioni delle Hawaii ritengono che i rapporti non risolti tra due persone leghino mediante sottili fili eterici invisibili la schiena di una persona con quella dell'altra, per cui tra gli umani vi sarebbe una rete inestricabile di fili che impedisce il movimento inteso come libertà interiore. Secondo la legge del Karma, infatti, ogni relazione non risolta crea un cordone che lega alla persona verso la quale portiamo rancore. L'energia che viene spesa nel portare dietro questi legami potrà essere impiegata, grazie al perdono, in modo da far evolvere.

Ecco in sintesi in cosa consiste il perdono: finora ho provato risentimento nei tuoi confronti, adesso taglio questo legame, ti lascio libero e mi rendo libero.

Il perdono è anche un mezzo per trovare pace nelle relazioni.

Perdonare se stessi è ancora più importante di perdonare gli altri.

Il perdonare non deve essere un processo mentale, ma deve venire dal cuore, dai sentimenti; in altre parole il perdonare non può essere ridotto a un processo decisionale, ma deve essere la risultante di una serie di esperienze emotive. Perdonare libera da ogni pretesa di pagamento: libera dai sensi di colpa. Ogni volta che ci si sente in colpa o si fa sentire qualcuno in colpa, gli si nega la sua innocenza originaria.

Il perdono è il mezzo attraverso cui ritroviamo la nostra innocenza e quella degli altri.

Veniamo alla luce in un mondo in cui spadroneggia la colpa. Il perdono ci riporta all'innocenza originaria. Solo dopo aver perdonato, si scopre che non c'è nulla da perdonare. L'illusione è che ci sia qualcosa da perdonare. Perdonare libera dalle illusioni, svincola dalla ruota delle apparenze.

Coloro che perdonano si liberano quindi dalle illusioni, mentre coloro che non perdonano si legano a esse. Il perdono è il mezzo con cui le illusioni svaniscono.

Non perdonare lega al mondo polare illusorio. Attraverso il perdono si riacquista il ricordo della verità su se stessi.

La mente che non perdona è piena di paura e non offre spazio all'amore affinché sia se stesso. La mente senza perdono è triste e senza speranza di sollievo e libertà dal dolore. La mente senza perdono è tormentata dal dubbio, confusa su se stessa e su ciò che vede. La mente senza perdono ha paura di andare avanti. La mente senza perdono non crede che dare e ricevere siano la stessa cosa. Senza perdono, la mente è in catene e crede nella sua futilità.

Il perdono asciuga i sogni di separazione e di peccato.

Secondo il *Corso in Miracoli* (vedi Bibliografia), il perdono è una correzione degli errori che le religioni hanno trasmesso da 2000 anni, spesso per esigenze di controllo: pensiamo alla Confessione. Con il perdono, è come se fosse tornato Gesù a dire: "Ecco che cosa intendevo trasmettervi".

"*Il perdono è il mezzo per cambiare le nostre percezioni e lasciare andare le nostre paure, i nostri giudizi, i nostri rancori. Quando ci commiseriamo e ci lamentiamo permettiamo alla nostra mente di nutrirsi di paura e rimaniamo prigionieri delle distorsioni che questa causa*" (Gerald Jampolsky).

Naturalmente bisogna perdonare sempre al livello adatto a noi. Se non siamo pronti a perdonare qualcuno che ci ha fatto del male non sentiamoci colpevoli, ma abbiamo fiducia, che lo potremo perdonare in un secondo tempo. Questo è importante perché non bisogna perdonare con la testa, altrimenti lo si fa senza consapevolezza[1].

[1] Perdonare l'altro non è un dono, ma è non dare all'altro il potere di farci stare in quel risentimento. L'altro non merita di avere il potere di farci stare nel risentimento e nella rabbia.

Dieta del Perdono

È stata ideata da Sondra Ray e si basa sul Vangelo di Matteo: "Non perdonerai sette volte, ma sette volte sette". Nella numerologia, 70 è il numero del completamento:

1) scrivere in maniera istintiva, e di getto, l'elenco dei torti che abbiamo subito da y (anche se sappiamo essere illusori);
2) scrivere per 70 volte al giorno per una settimana:

Io x perdono y completamente.
È necessario scrivere ogni giorno; se un giorno si salta, si deve ricominciare da capo.
È una preghiera, un rituale: il salto di un giorno manifesta le resistenze inconscie.

Lettera di Risoluzione

Serve per chiudere il cerchio senza fine dei rapporti non risolti; è una rimessa a nuovo per poter continuare la relazione senza più conflitto. Consiste nello scrivere alle persone con le quali non ci sentiamo in armonia per ritrovare la pace quando pensiamo a loro.

La prima lettera dovrebbe essere indirizzata ai genitori. Nelle prime fasi della vita la relazione è quasi esclusivamente con loro: è qui che si costruiscono gli schemi energetici di base e si instaurano le stratificazione dei conflitti, delle separazioni, dei giudizi, e delle colpe.

Non possiamo vivere felici se abbiamo sulle spalle una pesante catena che ci lega alla madre o al padre. È necessario integrare nel Sé la figura genitoriale e diventare genitori di se stessi.

La 'Lettera di Risoluzione' serve a separare dai dolori del passato, a riprendere la propria responsabilità, a lasciare che l'amore riprenda il suo posto.

Questa lettera va poi materialmente spedita al genitore; se questi è morto va ugualmente spedita in qualche modo anche simbolico: è questo il più importante atto psicomagico liberatorio.

Per comprendere a chi dare la priorità nella lettera di risoluzione possiamo partire da un esercizio sulle persone che attualmente occupano la nostra vita e vedere quale genitore rappresentano nel nostro inconscio. Per scoprirlo si procede così:

è bene scrivere il nome di almeno tre persone con cui attualmente si ha più difficoltà a rapportarsi.

Esempio: Sandro, Franco, Giulia ecc., ad ognuno si scrive:

- qual è il problema principale che ho con Sandro? Sandro è molto chiuso (mi ricorda mio padre);
- qual è il problema principale che ho con Franco? È molto rigido, anche lui mi ricorda mio padre;
- qual è il problema principale che ho con Giulia? Mi dà fastidio perché non si ribella al marito che la tratta male (mi ricorda mia madre).

La persona che più si ripete e somiglia a un familiare è quella con cui abbiamo un rapporto da risolvere.

Come si fa la '*Lettera di Completamento o Risoluzione*', si prende la responsabilità nella relazione, e si riconoscono i dolori. Non si accusa: si dice ciò che si è sofferto. È necessario che questa lettera sia totalmente accettabile dal destinatario. Non cominciare le frasi con tu, ma con io (parlare di sé, non accusare). Comunicare all'interlocutore la pace raggiunta. Quando è terminata, leggere e pensare se la persona sarebbe felice di riceverla integralmente e di accettarla. Togliere le frasi che potrebbero essere rifiutate. Per esser sicuri, riprendere la lettera e farla leggere al proprio maestro per avere un feed-back.

"È agli albori della vita, nell'incomparabile dolcezza e nel senso di unità che sperimentiamo nel grembo materno, che scopriamo la freschezza del primo sguardo sul mondo, della prima percezione e del primo contatto; scopriamo la sensazione fisica immediata associata ai cinque sensi e alle nostre esigenze. È fondamentale risvegliare questa immediatezza, riconquistare la fiducia spontanea e assoluta in ciò che sappiamo e sentiamo".

Jack Kornfield

10. Dal concepimento alla nascita

Alla fine di questo libro è bene fare un accenno a due epoche della vita che costituiscono fasi di passaggio fondamentali e che quindi possono entrare a pieno titolo nelle finalità di alcune sedute di LER.

Lo scenario di nascita assai caro ai rebirther è senza dubbio importantissimo perché è là che spesso le strutture dell'Ego si legano alla Menzogna Personale.

Dopo il concepimento ci allontaniamo gradualmente dal nostro Sé, il Core, la nostra Legge Eterna, per identificarci sempre più con l'Ego e quindi con la nostra menzogna primaria.

La moderna psicanalisi prenatale e perinatale ha dimostrato come le prime emozioni al momento della nascita, i primi contatti con gli altri esseri viventi e con il mondo esterno incidano notevolmente sulla personalità e sul decorso dell'intera vita.

Lo scenario di nascita comprende:

- concepimento;
- tempo trascorso nell'utero;
- parto;
- nascita.

Quali sono i problemi relativi al concepimento?

Come la vita sessuale è influenzata dal modo in cui siamo stati concepiti?

Diverso sarà se il concepimento è avvenuto attraverso una violenza, una menzogna, un tradimento, se la mamma è prostituta, se la mamma subiva, se il rapporto era troppo doloroso, se era voluto o non voluto e se era programmato.

Tutto questo può essere determinante nella strutturazione del carattere per cui i bambini voluti e pianificati da grandi saranno in grado di pianificare e poi realizzare, i voluti e non pianificati avranno tendenza a non pianificare o a fare esattamente il contrario, cioè a voler pianificare tutto. I non voluti e non pianificati sentiranno un senso di non appartenenza, di non doverci essere, si sentiranno intrusi, come se fossero stati una interferenza, un incidente. Alla nascita potrebbero non voler uscire per non essere visti dai genitori, e quindi provocare un travaglio o una fuoriuscita difficile. Nelle relazioni avranno problemi per la loro tendenza a rifiutare gli altri. Così se pensano di essere un incidente per i loro genitori a livello inconscio potrebbero provocarsi incidenti.

Un quadro simile presentano gli illegittimi che possono avere problemi nel fare le cose in modo legittimo o all'inverso (legge di polarità) compensando fanno tutto in modo perfetto. Gli stessi possono avere problemi col nascondere e creare sotterfugi nella vita e nelle relazioni.

Questi quadri, come i vari tipi di nascita, sono stati studiati e descritti da Bob Mandel e Sondra Ray nel loro libro *Nascita e Personalità.*

L'importanza della vita intrauterina per la formazione del carattere è stata studiata da diversi ricercatori.

Recenti studi rivelano che i feti riconoscono la voce della madre dall'interno dell'utero e sono in grado anche di distinguerla da altre voci femminili. La scoperta conferma quello che gli scienziati ipotizzavano da più di vent'anni, cioè che le esperienze durante la gestazione contribuiscono a formare i gusti e il comportamento dei neonati.

Barbara Kisilevsky, docente della Queen's University in Canada, ha scoperto con un team di psicologi e ostetrici dell'Università Zhejiang di Hangzhou, in Cina, che i feti sono in grado di apprendere nell'utero e che possono ricordare e riconoscere la voce della madre anche prima di nascere. Lo studio è stato pubblicato sulla rivista *Psychological Science.*

Se ricerche precedenti sullo sviluppo infantile avevano dimostrato che i neonati preferiscono ascoltare la voce della propria madre anziché quella di una donna sconosciuta e che modificano il proprio comportamento per suscitare questa voce, lo studio di Kisilevsky indica che questa preferenza e il riconoscimento cominciano da prima della nascita. La ricerca suggerisce anche che le fondamenta della percezione e dell'acquisizione del linguaggio vengono poste prima della nascita. Pertanto, le capacità precoci osservate in alcuni neonati sarebbero dovute a una migliore interazione del feto con l'ambiente circostante.

Kisilevsky e colleghi hanno studiato 60 feti al termine della gravidanza. A trenta di essi è stata fatta sentire un'audiocassetta con la voce della loro madre che leggeva una poesia, agli altri trenta la voce di una sconosciuta. I ricercatori hanno scoperto che i feti rispondevano con un'accelerazione della frequenza del battito cardiaco alla voce della propria madre, e con una decelerazione alla voce sconosciuta. Le risposte duravano per tutti i due minuti della registrazione e persistevano anche per i due minuti successivi.

Il concepimento e la vita intrauterina sono quindi punti fondamentali nello sviluppo della personalità e quindi è importante lavorare su di essi. Ma è la nascita il momento più importante. I vari tipi di nascita come descritti da Bob Mandel sono determinanti per la strutturazione della vita futura perché è qui che si acquisisce la maggior mole di pensieri distorti e apriori che andranno inevitabilmente a condizionare la vita successiva.

Nella vita intrauterina si ha uno sviluppo parallelo del corpo e della coscienza di cui è importante tener conto nel lavaggio emozionale centrato sullo scenario di nascita.

Possiamo dividere il percorso in 6 tappe:

1. pre-concepimento: a questo livello si attua un movimento dell'intelligenza e della vita dall'Infinito, Eterno, Assoluto, verso il finito, il temporale e il relativo, allo scopo di manifestarsi. Trasformazione di vita e intelligenza per potersi esprimere nella materia;
2. concepimento: precipitazione di tutti gli elementi, materiali e non materiali, necessari per assolvere il compito sulla terra;
3. post-concepimento: espressione dell'essenza umana e della sua individualità. Si forma l'aspetto afferente e maschile della propria essenza. Si delineano gli schemi mentali e si sviluppa la capacità di essere consapevoli;
4. periodo dei movimenti in utero: apertura verso il mondo; la coscienza si muove dal Sé al fuori dal Sé;
5. pre-nascita: in questa fase si manifesta l'essenza sociale. Si forma l'aspetto efferente e quello femminile del proprio essere. Si sviluppa la capacità di rispondere al mondo e agli stimoli esterni. Il sistema si prepara all'azione;
6. nascita: si sviluppa la polarità azione/inazione, così come il senso di libertà e di autonomia nel mondo.

Attraverso la presa di responsabilità e la risoluzione è possibile mettere in armonia tutti gli elementi dello scenario di nascita per vederli nel modo più leggero possibile. Lo scopo è di andare al di là dello scenario per superare il rischio di utilizzare l'Ego. Risolvere lo scenario di nascita assumendo la responsabilità al 100%, è uno degli scopi primari dell'evoluzione verso la libertà.

IL LER di concepimento, vita intrauterina e nascita possono essere fatti nella posizione tradizionale, sdraiati con le ginocchia piegate, con abiti comodi o ancor meglio completamente nudi sotto un lenzuolo, situazione che favorisce la regressione o può essere fatta in acqua calda in linea di galleggiamento con un boccaglio e uno stringinaso e in posizione supina con stimolazione del piede in tecnica metamorfica[1]. Nell'esperienza in acqua vanno toccati punti specifici a livello della testa, del collo e dei piedi.

[1] La tecnica metamorfica di Rober St John utilizza il bordo interno del piede, dall'alluce al tallone che viene trattata con percussione ritmata in modo da evocare lo scenario di nascita. Questo perché sulla linea di trattamento è impressa la memoria olografica di tutti gli eventi dall'incarnazione al momento del primo respiro. Per approfondire leggere *Il massaggio che trasforma: principi e pratica della tecnica metamorfica* di Gaston St-Pierre e Debbie Boater, Edizioni Mediterranee, Roma.

"Fino a quando non cesseremo di aggrapparci ai concetti di buono e cattivo,
il mondo continuerà a manifestarsi sotto forma
di bontà favorevole e demoni pronti solo a farci del male".

Pema Chödrön

11. Il pensiero creatore

La vista ci permette di poter osservare un solo lato alla volta di un oggetto, così come il pensiero ci permette di pensare una cosa in un contesto alla volta (figura 24).

Il contesto è il lato; il punto di vista da cui una cosa si vede è quindi lo schema energetico con cui si interagisce con essa.

La mente vive nella bolla della percezione che si è autocreata per conoscersi, pensa di poter conoscere tutto, ma questa è una falsa percezione legata al senso di onnipotenza dell'EGO.

Con il gioco della creazione di soggetto/oggetto/spazio/tempo la mente crea dei modelli in cui cerca di far rientrare la realtà.

Quando una cosa si presenta difficile bisogna prendere atto che la si sta vedendo dal lato sbagliato, dal contesto sbagliato. Occorre quindi fermare il pensiero e cambiare energia.

Il pensiero è impulso di energia e informazione che condiziona tutti gli stati della materia e della non materia. Produciamo ogni giorno fino a 200.000 pensieri. Ogni pensiero dà un risultato.

A pensiero negativo corrisponde risultato negativo, a pensiero positivo corrisponde risultato positivo, il termine positivo e negativo non ha nessuna valenza etica. Positivo vuol dire che farà giungere al proprio obiettivo, negativo che non lo farà raggiungere.

Siamo tutti corpi pensanti in un universo pensante, nello stesso modo in cui le molecole del nostro corpo sono proiezioni del pensiero, anche gli impulsi di energia e informazione si proiettano nell'ambiente sotto forma di eventi spazio temporali.

Ecco dunque che il pensiero condiziona tutto il nostro mondo e quindi le nostre relazioni.

Le esperienze di vita e tutti gli eventi che apparentemente ci accadono, a un livello profondo accadono perché noi li facciamo accadere. Siamo responsabili al 100% di tutti i risultati che abbiamo nella vita.

Se viviamo il pensiero in prima persona entriamo nella responsabilità.

Inganni della percezione

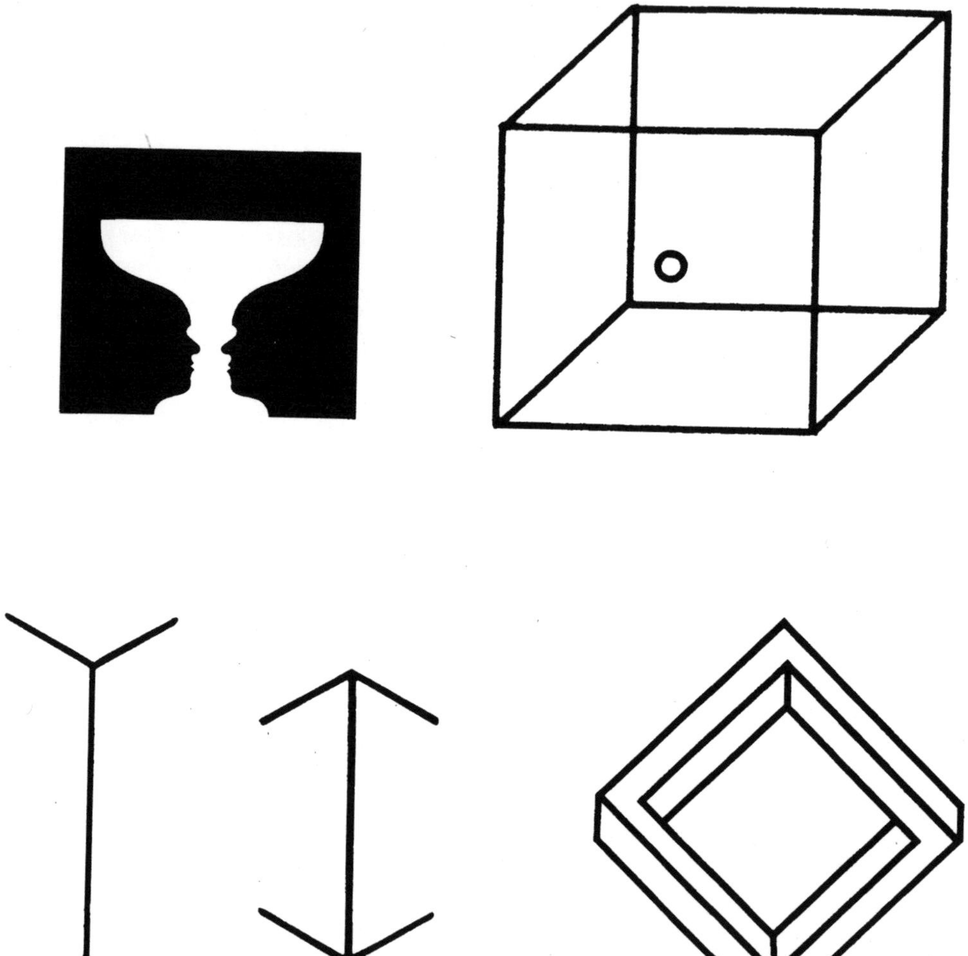

Fig. 24 - Esempi di variabilità della percezione visiva e spaziale.

Occorre far salire alla mente conscia i pensieri e vederli senza giudicarli con neutralità. Gli impulsi di energia e informazione che generano le esperienze si riflettono nel nostro modo di vedere la vita. Nel mondo c'è quello che vediamo.

Se vediamo amore il mondo sarà amore. Se non vediamo amore siamo nella paura.

Energia e informazione in continuo scambio reciproco producono l'atteggiamento nei confronti della vita.

La formulazione di un pensiero genera neuropeptidi (molecole che producono una trasmissione nervosa) che interessano tutto l'organismo.

Il pensiero invia messaggi chimici alle cellule e alla coscienza.

Il pensiero precede sempre l'emozione. Il pensiero negativo produce l'emozione negativa, ma nessuna emozione è di per sé negativa.

Occorre prendere l'emozione, accettarla e vedere quali pensieri ci sono dietro.

Il pensiero che sta dietro un'emozione è un *apriori*, cioè un'esperienza passata vissuta in un contesto sbagliato. Il ricordo del passato genera quindi nel presente uno stato d'animo negativo o disarmonico che viviamo come emozione negativa.

"La paura di conoscersi è la più grande paura che esista al mondo. Questo perché siamo sempre stati profondamenti condannati da tutti, per le inezie più sciocche – per errori insignificanti, peraltro del tutto umani – al punto che ora abbiamo paura di noi stessi. Sappiamo di non essere degni" (Osho).

È indispensabile prendere la responsabilità della propria vita. Se entriamo nella responsabilità al 100% della nostra vita non possiamo più lamentarci. Il vittimismo porta all'impotenza, all'immobilità, all'incapacità di fare qualsiasi cosa. Quando prendiamo atto che tutto ciò dipende dai nostri *apriori* entriamo nella *responsabilità* della vita. Cominciando a cambiare i propri *apriori* si cambia il livello di vita ed automaticamente anche gli altri sono stimolati a cambiare i loro *apriori*.

È fondamentale non confondere responsabilità e sensi di colpa: nella nostra formazione giudaico-cristiana il riprendersi la responsabilità al 100% può essere erroneamente percepito come colpa. Dobbiamo integrare il pensiero di innocenza. La colpa fa parte del mondo binario: contrapposizione bianco e nero (giudizio). Se nasce questa confusione si rinforza il legame con la ruota delle apparenze e si affoga nella bolla della percezione: ci si sente colpevoli in tutti i campi della vita ed il cammino verso la responsabilità si fa vano. Dobbiamo invece guardare la situazione con neutralità che non impedisce di avere emozioni e sentimenti. Quindi prendersi la responsabilità degli apriori è una scelta fondamentale della vita, ciò comporta molto lavoro all'interno di se stessi.

Il condizionamento è la conseguenza dell'*apriori*. Sono i nostri apriori che ci guidano e ci attirano verso certi comportamenti e verso certe persone. È il nostro campo energetico che produce le esperienze intorno a noi. Nulla dipende dagli altri, ma tutto è prodotto da noi. Siamo noi i pensatori, siamo noi che creiamo la realtà e quindi siamo responsabili al 100% di ciò che creiamo. Noi non siamo responsabili al 50% rispetto ad un altro, ma sempre al 100%. A questo punto l'Ego, che è la somma dei pensieri negativi, si ribella perché vive nella paura e nel senso di inferiorità. Quello che dobbiamo riconoscere è che non possiamo agire che su noi stessi. Sia noi che l'altro abbiamo sempre il 100% di responsabilità.

Non esistono vittime, né sensi di colpa. Eliminiamo quindi dal nostro vocabolario i termini 'non so' 'non posso'; se abbiamo il potere di creare cose che non ci piacciono, possiamo materializzare tutto ciò che vogliamo. Esiste il cosiddetto Pensiero Negativo di Comodo, che è legato all'azione; es.: "Io non posso...", "mi impedisce", "se faccio, faccio male". Il giudicare l'altro ci allontana dalla nostra responsabilità. Liberare un'altra persona dal rancore è liberare noi stessi e fa ritrovare profondamente la memoria della nostra divinità. Ecco quindi che il perdono è solo simbolico: è un perdono a se stessi per entrare in pace con la propria interiorità.

Esistono solo due realtà nel mondo polare che ci circonda: l'amore e la paura. L'amore, che appartiene al Sé tiene in contatto con il mondo della realtà, con l'Unità, con la Potenzialità Pura; la paura, che appartiene all'Ego, ci immerge nella bolla della percezione, nel mondo del sogno, nella ruota delle apparenze: 'il Maya'.

Se non riusciamo a vivere nell'amore, con l'occhio del cuore aperto, siamo schiavi della paura che fa crescere intorno al cuore una gabbia sempre più spessa che impedisce di vivere le emozioni.

Non è sufficiente però pensare in maniera positiva per avere risultati, è necessario andare a pulire i pensieri negativi dell'inconscio.

Ma che differenza c'è tra pensiero positivo e pensiero creativo?

Con il pensiero positivo il procedimento è: sto male, cambio il pensiero e nego ciò che sto vivendo.

Con il pensiero consapevole (creativo) prima si prende atto dello star male, si entra nella consapevolezza e si cerca il perché del malessere: si cerca l'insegnamento.

Alla base di tutti gli apriori profondamente radicata nell'Ego individuale è la 'Menzogna Personale' cioè il pensiero più antico e più profondo che abbiamo acquisito alla nascita nel momento in cui il nostro Sé è entrato in contatto con la realtà del mondo percettivo. L'esperienza di allora struttura la nostra individualità, l'Ego. È intorno alla percezione di allora che nasce la menzogna.

Ma cosa è la Menzogna Personale? È una falsa idea su se stessi sulla quale vengono costruite le percezioni successive. Spesso infatti per compensare questa menzogna che agisce nella profondità del nostro inconscio effettuiamo una super-compensazione con un enorme spreco energetico (figura 25).

La menzogna è la radice di un albero che produce una miriade di apriori che partono da un contesto sbagliato (figura 26). Trovare la radice più profonda, l'apriori madre è trovare la menzogna. Il passo successivo sarà cambiare questa falsa idea di se stessi, risparmiando tutta quella energia che avevamo investito nella supercompensazione.

Per trovare questa idea madre che distorce la percezione di noi stessi si utilizza un questionario a cui bisogna rispondere in maniera istintiva, di getto. Anche ripetendo più volte la stessa cosa. Ogni domanda va formulata ad alta voce, almeno 20 volte a occhi aperti e 20 a occhi chiusi, e ciò che compare, come idea o immagine, alla mente si scrive. Non frasi, non ragionamenti mentali, ma solo aggettivi.

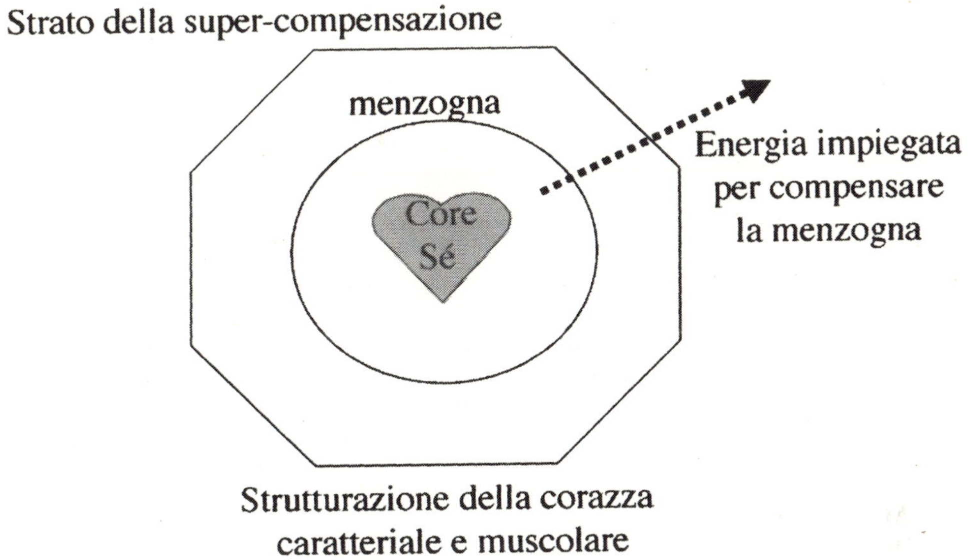

Fig. 25 - Il centro vitale, la menzogna e la sua compensazione.

Ecco la successione di domande:

- il pensiero più negativo che ho di me è che io sono o non sono:...
- una cosa che non vorrei mai che gli altri venissero a sapere di me è che io sono o non sono:...
- una cosa che non vorrei mai che gli altri pensassero di me è perché io sono o non sono:...
- la ragione per cui non ho tutto ciò che voglio è perché io sono o non sono:...
- il pensiero più negativo che ho di me è che io sono o non sono:...

Si sottolineano quindi le risposte uguali e si evidenziano quelle che rileggendole danno più fastidio. È probabile che tra queste sia la vostra menzogna personale. Solo un maestro esperto può però indirizzare nella ricerca, perché spesso l'Ego nasconde a noi stessi la verità.

Patrice Ellequain suggerisce un metodo per trovare la menzogna profonda legata allo scenario di nascita:

Una volta trovata la menzogna esempio: io sono sbagliata. Si procede facendosi delle domande di questo tipo:

1

a. la ragione per la quale sono sbagliata è?...
b. la mia più grande paura ad essere sbagliata è?...
c. la cosa che più mi fa male pensare di me è?...

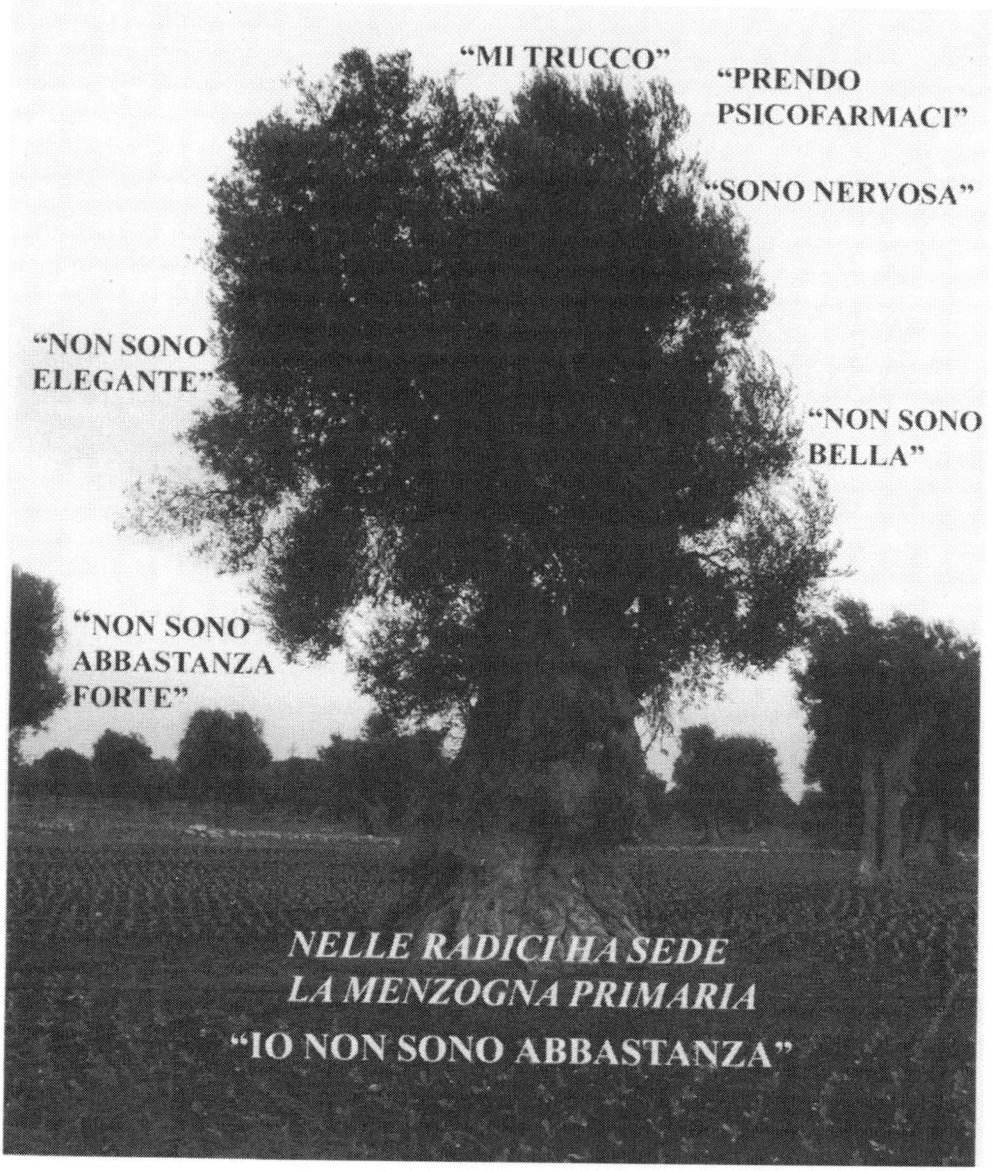

Fig. 26 - L'albero della menzogna: il livello della menzogna personale appartiene alle radici, superiormente vediamo menzogne più superficiali che derivano dalla prima.

2

Si chiudono gli occhi si respira nel petto e si ripete mentalmente:

a. la ragione per la quale io sono sbagliata è?
b. se sei giusta puoi riuscire nella tua vita di coppia?...
c. quale è il tuo dubbio?...

3

a. e nel tuo lavoro?...
b. qual è l'anormalità che tu hai più paura di avere?...

4

a. chiudi gli occhi ripeti la tua menzogna: essere sbagliata per me è?...
b. essere giusta per me è?...

5

a. qual è il giudizio peggiore che hai delle persone sbagliate?...
b. se sei giusto tu sei amato?...
c. sei semplice?...
d. hai più amici?...
e. riesci nel lavoro?...

6

a. la mia più grande paura dell'amore è? ...
b. la più grande ragione per la quale non posso essere amata è?...
c. la cosa più bella che tu puoi dire di te stessa è?...

Riportiamo qui di seguito alcuni esempi di menzogna:

- non sono capace;
- non sono vera;
- sono cattiva;
- non merito;
- non valgo;
- non sono abbastanza;
- sono insignificante;
- sono colpevole;
- sono debole;
- sono sbagliata.

L'inverso della Menzogna Personale, legata all'Ego, è la Legge Eterna, legata al Sé, al centro vitale (Core), per cui saranno legge eterna affermazioni come: SONO CAPACE, SONO VERA, SONO BUONA ecc.

Vi è una relazione molto forte fra Menzogna Personale e scenario di nascita, ed esiste una relazione magica fra Legge Eterna e visione illuminata della nascita.

La nostra Legge Eterna deve diventare il nostro mantra personale.

Il passo successivo per ripulire la menzogna madre e tutte le altre che da questa sono scaturite è:

- lavorare su di esse con il LER;
- trovare la parola o il pensiero opposto al pensiero negativo (che per la menzogna personale corrisponde alla legge eterna) e formulare l'affermazione, da ripetere mentalmente e verbalmente durante il *Cross Crawl*;
- fare la stessa cosa con il metodo Callahan per la correzione dell'Inversione Psicologica;
- fare la stessa cosa per iscritto: si prende un foglio, si divide a metà in due colonne, nella prima si mette l'affermazione da scrivere per 21 volte, nella seconda le risposte che provengono dall'inconscio. Le risposte si danno solo alle prime 19 affermazioni. Le ultime tre devono rimanere affermazioni. Le affermazioni dovrebbero iniziare tutte con "Io ... (nome della persona) + affermazione". Si procede così: si scrive l'affermazione, la si ripete ad alta voce ad occhi chiusi e staccando la mente razionale (cervello sinistro) si sente quale risposta proviene dall'inconscio (cervello destro), è questa che si scrive nella colonna risposte. Lo scopo di questa tecnica è di ripulire l'inconscio da tutti i pensieri negativi sedimentati intorno all'Ego (vedi figura 21, capitolo 4). Poiché l'Ego viene destabilizzato da questo esercizio, si troveranno mille scuse per non farlo. L'esercizio va ripetuto per un minimo di sette giorni per ogni affermazione. Quando non affioreranno più risposte negative l'esercizio sarà ultimato.

Questi esercizi sono fondamentali, fissare infatti l'attenzione su una parola o su una affermazione, che è l'esperienza simbolica di un'idea, produce un effetto psicomagico che rende visibile l'invisibile e cambia radicalmente la vita.

Per quel che riguarda le affermazioni sulla legge eterna è opportuno evitare di far subito una affermazione inversa alla menzogna, esempio *Io sono capace* perché l'Ego non ci crederebbe. Quindi si inizia con una affermazione di transizione. Esempio: *Sono pronto a riconoscere le mie capacità*. La settimana dopo si può usare l'affermazione *Io sono capace*.

Secondo Orr e Halbig sono 5 i traumi che in noi sono causa di infelicità:

1. il primo è quello della *nascita*: il primo respiro del neonato è collegato alla paura di morire. Inconsciamente questo ricordo ritorna in noi ogni qualvolta respiriamo;
2. il secondo è la *disapprovazione dei genitori*: un'educazione troppo rigida o il suo inverso, la mancanza di conferme ed approvazioni porta alla ricerca delle stesse nella vita adulta;

3. terza grande infelicità è costituita dalle cosiddette *negatività specifiche*: è questo il mondo degli apriori, della menzogna personale, tutte idee o convinzioni alle quali siamo tanto legati da non riuscire a vedere altri possibili contesti;
4. quarto trauma è la *pulsione inconscia di morte*: la rendiamo manifesta con abitudini fisiche negative, quali fumare, l'alcolismo, le droghe ecc., o con incidenti o gravi malattie che portano a morti premature e che sono sintomo di autodistruzione, blocco da vuoto del chakra del cuore. Il trauma di nascita può essere tanto forte che il ricordo della dimensione prenatale dà sicurezza e felicità. L'individuo può convincersi nel profondo che la morte sia l'unico mezzo per tornare in una situazione paradisiaca, da qui nascono i pensieri autodistruttivi. Poiché la mente crea, può materializzare anche questo;
5. il quinto elemento d'infelicità è *l'influenza delle vite passate* che si collega all'idea della reincarnazione e al concetto del Karma, cioè alla legge di causa effetto ed al tempo lineare.

Ed ora sempre nell'ottica del pensiero creatore vediamo quali sono i 6 pilastri della vita di coppia secondo Patrice Ellequain[1]:

1. non fare paragoni, non giudicarsi, non svalutarsi (vale anche per gli altri);
2. accettare di essere ascoltati e capiti;
3. identificare i propri affetti (un passo enorme della comunicazione è l'apertura del cuore. Mettersi all'ascolto di ciò che sta accadendo. I pensieri che precedono la storia si proiettano nella relazione);
4. identificare i propri *apriori* per avere una comunicazione cosciente;
5. accettare di essere presenti e disponibili nell'ascolto;
6. perdonare (è questo il verbo del linguaggio del cuore);
7. dire la verità (assumersi sempre il 100% della responsabilità).

Non dimentichiamo che attraverso la coppia cerchiamo di ricreare l'Unità perduta e di sperimentare e di confrontarci con i livelli più profondi della nostra ombra.

[1] Patrice Ellequain, insieme alla moglie Beatrice, è uno dei più autorevoli esponenti della scuola europea di rebirthing basata sulle tecniche del pensiero creatore e del 'Corso in Miracoli'. Dirige una scuola in Francia che fa capo all'associazione 'OSER' (vedi sito internet in Bibliografia) e insegna nel gruppo italiano di 'Sfere'.

"L'impermanenza è un principio di armonia.
Quando non lottiamo contro di essa, siamo in armonia con la realtà".

Pema Chödrön

12. *Interpretazioni degli schemi energetici relativi alla nascita*

Bob Mandel e Sondra Ray per primi hanno fatto gli accostamenti tra personalità e trauma di nascita, per cui rimandiamo a questi autori per ogni ulteriore approfondimento. Qui di seguito diamo una visione schematica dei vari tipi di nascita e dei conseguenti schemi energetici che si vengono ad instaurare[1]. Teniamo sempre presente che nella bolla percettiva in cui viviamo tutto si muove in un campo polare per cui è possibile oscillare tra un sintomo o carattere e il suo opposto.

Ogni tipo di nascita contiene nel suo schema energetico un regalo, cioè una qualità positiva caratteristica.

Poiché ogni tipo di nascita imprime delle caratteristiche alla personalità sarà possibile intervenire con delle affermazioni specifiche in modo da ripulire gli schemi energetici ripetitivi che tendono a ricondurre negli stessi comportamenti ed errori.

Cosa può accadere se la nascita è avvenuta in anestesia?

Queste persone è come fossero sempre avvolte in una nebbiolina. Sbadigliano molto. Alternano partecipazione a freddezza e distacco. Vivono spesso le relazioni in uno stato d'incoscienza, soffrono di repressione della loro vitalità nelle relazioni.

L'essere sostenuti in una relazione può spesso essere percepito come soffocamento.

Non riescono di solito a mettere a fuoco ed a centrare le situazioni. Si sentono sbagliate, separate, spesso soffocate.

L'anestesia può essere stata:

[1] Lo schema energetico corrisponde alla percezione che il neonato ha avuto alla nascita e che ha interpretato come realtà. Si tratta di una cristallizzazione energetica immagazzinata nel nastro magnetico della memoria cellulare.

- farmacologica cioè chimica: questa anestesia può essere somministrata attraverso sedativi, gas oppure può essere locale (spinale o epidurale);
- meccanica, dovuta al cordone ombelicale: il feto ha smesso di ricevere ossigeno sufficiente per compressione del cordone, si ha quindi senso di incoscienza e vertigine: l'effetto è paragonabile all'anestesia emozionale: avviene quando si chiudono i canali sensoriali per troppe cose che si verificano contemporaneamente (emozioni, dolore, paura, colpa, mangiare, dormire ecc.).

Se la mamma ha fumato durante la gravidanza si possono verificare effetti simili all'anestesia. Il fumo infatti reprime la rabbia e dà sensazione di abbandono.
Regalo: capacità naturale di distaccarsi da emozioni dolorose.

Affermazioni possibili per i nati con anestesia (da *Birth & Relationships* di S. Ray e B. Mandel):

1 – io non ho più bisogno di droghe per sentirmi vivo;
2 – per me è sicuro essere completamente vivo;
3 – io ora so che la mia vitalità è un piacere per me e per tutti gli altri;
4 – io ora so che è facile essere vivo;
5 – io sono al sicuro nel mio corpo;
6 – per me è sicuro sperimentare le mie emozioni;
7 – per me è sicuro respirare liberamente e completamente;
8 – io perdono mia madre d'aver avuto paura di partorirmi;
9 – io ora posso avanzare sentendomi al sicuro;
10 – io posso avere intimità sentendomi al sicuro;
11 – io posso esprimermi liberamente e completamente;
12 – io non ho più bisogno di trattenermi per sopravvivere;
13 – io posso essere completamente me stesso sentendomi al sicuro;
14 – io sono una persona con cui si sta al sicuro;
15 – per me è sicuro espormi totalmente.

Cordone ombelicale intorno al collo o in una altra parte del corpo

Questi soggetti hanno subito una privazione di ossigeno e di conseguenza si creano situazioni in cui la vita viene messa in pericolo. Sono quindi molto sensibili alla sensazione di soffocamento.

Hanno problemi con le costrizioni al collo (cravatte, colletto chiuso ecc.), ma spesso, per la legge di polarità, adorano avere collane intorno al collo. È come se la collana riproducesse il cordone e quindi fosse indispensabile per sopravvivere.

È spesso presente un blocco del 5° chakra che porta a difficoltà nel parlare e in taluni casi a strani accenti vocali.

La sensazione di sentirsi strangolati può manifestarsi a livello simbolico nelle relazioni, o nelle emozioni che sono vissute con senso d'anestesia.

La creatività può anch'essa essere soffocata e porta alla distruzione di ogni creazione.

La loro contraddizione interna è tanto forte che nel momento in cui si sentono più vivi spesso dicono: "Tutto questo mi sta uccidendo".

Qualsiasi situazione intricata può far riemergere il panico primario.

Sono adattissimi a tirarsi fuori da situazioni di crisi.

Il regalo di questo tipo di nascita è riuscire nelle situazioni più complicate.

Affermazioni possibili per i nati con il cordone intorno al collo (da *Birth & Relationships* di S. Ray e B. Mandel):

1 – io posso respirare liberamente e pienamente anche in situazioni critiche;
2 – io ora so che la vita è sicura e facile;
3 – io sono libero;
4 – per me è sicuro essere in intimità;
5 – io non ho più bisogno di creare delle situazioni critiche per provare che posso superarle;
6 – io posso vivere senza la morte;
7 – io non ho più bisogno di situazioni ingarbugliate per sentirmi vivo;
8 – io ora so che ogni mia relazione mi rende libero;
9 – io sono a mio agio in amore;
10 – io posso esprimere le mie emozioni liberamente e facilmente;
11 – io posso lasciarmi andare e vivere;
12 – io sono al sicuro senza avere il controllo.

Parto normale

Ogni nascita anche se normale è assolutamente unica. Spesso i genitori hanno riservatezza nel parlare del parto e dicono semplicemente: è stato un parto normale. Così che questa terminologia si è profondamente radicata nel nostro inconscio.

Molte madri dicono ai loro figli di avere avuto un parto normale, quando in realtà sono stati complicati. Queste madri nascondono i loro sensi di colpa. Altre parlano di parto normale perché a causa dell'anestesia non ricordano nulla.

Molte persone nate da parto normale pensano di non contare nulla, di non essere nulla di speciale, di vivere una vita ordinaria, di essere noiose insignificanti.

La mamma non si ricorda della loro nascita. Hanno la sensazione di non essere notati.

Altri se hanno avuto realmente una nascita normale, cioè semplice rapida e piacevole, potrebbero essere persone semplici che amano e sono amate e desiderate.

È possibile che le loro relazioni conoscano meno lotte e drammi, è anche possibile che si sentano rilassate, in grado di prendersi cura di se stessi e di restare da soli e che si sentano a loro agio nelle relazioni intime.

Regalo: tutto è prevedibile possono portare avanti la propria routine indipendentemente da quello che sta intorno.

Affermazioni possibili per i nati con parto normale (da *Birth & Relationships* di S. Ray e B. Mandel):

1 – io sono un individuo unico;
2 – io sono una parte importante del piano di Dio;
3 – io creo la differenza;
4 – io ho un contributo importante da portare in questo mondo;
5 – io sono un essere umano straordinario;
6 – io sono al sicuro nell'essere un po' strano e diverso;
7 – io sono eccezionalmente meraviglioso;
8 – io sono insolito;
9 – per me rischiare è sicuro;
10 – io ora so che la mia compagnia è appassionante;
11 – io sono un dono di Dio per il mondo e il mondo è un dono di Dio per me.

Nascita con il forcipe o ventosa

I nati con il forcipe detestano la manipolazione e il controllo, ma ne sono anche attratti.

Si mettono in situazioni di lotta, amore-odio. Si sentono più a loro agio tenendo tutto sotto controllo.

Pensano di non essere abbastanza bravi. Hanno un grande schema di incapacità che cercano di compensare. Pensano che il piacere porta dolore.

Sono persone sospettose. Hanno problemi di fiducia negli altri. Possono pensare che gli altri siano incompetenti. L'autorità viene ritenuta incompetente, e cercano loro stessi di diventare l'autorità.

Hanno paura del dolore e sono fermi nella convinzione che ogni piacere si trasformi in sofferenza.

Possono avere la sensazione di essere tirati fuori dalle situazioni. Vogliono farcela da soli. Pensano che per quanto facciano non è mai abbastanza.

Si sentono sdoppiati nei sentimenti poiché la testa e il cuore coesistono come elementi separati.

Hanno spesso paura del contatto fisico.

Regalo: usare le tecnologie per aiutarsi o aiutare gli altri.

Affermazioni possibili per i nati con il forcipe o ventosa (da *Birth & Relationships* di S. Ray e B. Mandel):

1 – io perdono completamente chi ha usato il forcipe/ventosa su di me;
2 – io posso farcela da solo;
3 – io so come fare;
4 – io sono capace di farlo;
5 – io faccio abbastanza per farcela facilmente;
6 – io scopro che ogni completamento è sempre facile e gradevole;
7 – poiché io posso farcela da solo, sono al sicuro nel lasciare che gli altri mi aiutino;
8 – io ora percepisco ogni aiuto come appoggio personale;
9 – io posso rilassarmi e lasciare che gli altri facciano il lavoro faticoso;
10 – io ora capisco che coloro che vogliono aiutarmi vogliono farmi piacere e rendermi la vita più facile;

11 – io più mi rilasso e me la prendo comoda, più sperimento sostegno e piacere;
12 – io non lotto più contro il sostegno degli altri;
13 – per me è un piacere vedere gli altri agire per me;
14 – io ora so che la mia innocenza crea un sostegno piacevole;
15 – io vado verso una maggiore facilità ed un maggior piacere;
16 – io ora so che la mia testa mi conduce al piacere;
17 – io ora so che il mio cuore protegge la mia testa qualsiasi cosa accada.

Parti gemellari

Hanno problemi rispetto al proprio spazio, alla propria privacy, hanno problemi con l'intimità (la desiderano e al tempo stesso la fuggono).

Hanno problemi di separazione, di incompletezza; hanno bisogno di qualcun altro per sentirsi completi.

Il primo a nascere è spesso un leader, ma nella relazione è dipendente o competitivo. Il secondo si sente nella vita in secondo piano.

Un'alta percentuale di gravidanze nasce come gemellare e poi è uno solo a svilupparsi, in questo caso nasce molta colpa, e il pensiero: "Perché io viva qualcuno deve morire". Questi soggetti si sentono colpevoli nella vita.

Il gemello che nasce per primo si sente in colpa per aver lasciato l'altro, il secondo si sente abbandonato. Tutto ciò avviene soprattutto negli omozigoti che hanno una connessione psichica forte.

Se per caso uno dei due si sottopone a delle sedute di LER, l'altro andrà informato; altrimenti non capirà tante cose che gli accadono.

Nella vita pensano che gli altri abbiano sempre dei vantaggi e si lamentano di avere ruoli di secondo piano nelle relazioni; molto spesso si aspettano che sia il partner a condurre il gioco.

Nel sesso si assicurano che sia il loro partner a provare l'orgasmo per primo. Trovano che sia innaturale pensare prima a se stessi.

Hanno bisogno di intimità, ma nello stesso tempo ne hanno molta paura. Si lamentano di grande dipendenza e hanno grande necessità di spazio.

Regalo: sensibilità e intuito molto sviluppati.

Affermazioni possibili per i nati gemelli (da *Birth & Relationships* di S. Ray e B. Mandel):

1 – per me è sicuro condividere il mio spazio;
2 – io mi perdono di essere il primo (per quello nato per primo);
3 – io merito d'essere il primo (per quello nato per secondo);
4 – io sono innocente;
5 – per me è sicuro entrare in intimità con qualcuno;
6 – io sono completo e perfetto;
7 – io sono innocente qualunque cosa faccia;
8 – io posso sopravvivere senza un'altra persona;
9 – io sono unico nel mio genere;
10 – io ho un obiettivo unico da realizzare;

11 – io sono per natura un leader;
12 – io non ho più bisogno di seguire per sopravvivere (per quello nato per secondo);
13 – io sono abbastanza;
14 – io ho tutto lo spazio che mi occorre.

Parto cesareo

Le persone nate con il taglio cesareo hanno paura dei coltelli o strumenti a lama o ancora, per la legge di polarità, diventano collezionisti di coltelli.

Hanno problemi di sostegno legati all'aiuto ricevuto dal medico per uscire. Sono risentiti perché volevano uscire da soli. Sentono a livello inconscio che non ce la fanno da soli, ed hanno risentimento per chi li manipola.

Le persone nate con il parto cesareo faticano molto a portare a termine le cose.

Frequentemente hanno bisogno del contatto fisico.

Sono indiretti nella comunicazione e quindi cercano espressioni indirette.

Sono convinti di agire in modo erroneo. Facilmente sono in confusione e quindi hanno difficoltà nelle decisioni.

Il loro schema di fondo è: "Qualunque cosa io faccia o non faccia è comunque sbagliata".

Regalo: hanno molte qualità simili alle nascite rapide. Se devono andare da A a Z tolgono tutte le difficoltà intermedie.

Affermazioni possibili per i nati con il parto cesareo (da *Birth & Relationships* di S. Ray e B. Mandel):

1 – io sono innocente;
2 – io ora so che il mio modo d'agire è quello giusto;
3 – io posso sempre trovare la soluzione facile;
4 – io sono giusto quando sono primo;
5 – io ora so che ogni mia interruzione avviene per il mio bene;
6 – io perdono mia madre completamente;
7 – io posso agire in modo diverso in assoluta sicurezza;
8 – io mi perdono per fare le cose in modo diverso;
9 – io merito di essere toccato ed abbracciato quanto voglio;
10 – io sono sempre al posto giusto nel momento giusto;
11 – io sono al sicuro nel mio corpo;
12 – io posso aver fiducia nella mia intuizione;
13 – io mi sento al sicuro nel completare le cose.

Parto veloce

I nati con parto veloce possono essere impazienti, o all'inverso, per supercompensazione, estremamente lenti. Si sentono ansiosi, sotto pressione e sempre di corsa. Desiderano avere tutto e subito. Sono pieni di energie e a volte iperattivi. Il fisico può rispondere con proliferazioni cellulari.

Hanno spesso rapidi successi senza ostacoli. Spesso esigono ritmi veloci e non riescono a lavorare con gli altri. Possono sentirsi in colpa all'idea di pestare i piedi al prossimo.

Regalo: la velocità, non c'è nulla che trattiene.

Affermazioni possibili per i nati veloci (da *Birth & Relationships* di S. Ray e B. Mandel):

1 – io ora so che il tempo è dalla mia parte;
2 – io sono sempre nel posto giusto, al momento giusto, impegnato con successo nell'attività giusta;
3 – io ora so che il mio ritmo è quello giusto;
4 – io sono sempre in tempo per me;
5 – io mi perdono per aver pensato di dover rispettare i programmi altrui per sopravvivere;
6 – io ora so che è sicuro andare veloci;
7 – per me è sicuro prendermi il tempo di cui ho bisogno;
8 – io più mi prendo il tempo di cui ho bisogno, più ho tempo a disposizione;
9 – per me la lentezza è benedetta;
10 – io non ho più bisogno di crearmi degli ostacoli da superare;
11 – io non ho più bisogno di sentire resistenza per riuscire;
12 – io ora so che gli altri mi sostengono quando scelgo ciò che voglio quando voglio;
13 – io ora so che ogni arrivo e ogni partenza è per me facile e piacevole;
14 – io ora so che è sicuro per me andare avanti ora;
15 – io perdono gli altri quando non sono pronti per me;
16 – io sono sempre pronto per ciò che viene dopo;
17 – io ora so che essere pronto è sicuro.

Parto podalico[2]

Il podalico è il più doloroso sia per la mamma che per il bambino.

Può essere caratteristico di coloro che sono stati desiderati di sesso opposto, ma non sempre. Hanno la sensazione di fare le cose in modo sbagliato e questo impedisce loro di essere chiari. Hanno paura di essere sbagliati.

Odiano portare a termine qualcosa. Dicono di non sapere mai che cosa vorranno dopo.

Avvertono che il piacere è sempre seguito dal dolore per cui prendono le distanze quando una relazione diventa troppo intima. Hanno paura di far male: ferire gli altri.

Si ritengono lottatori e lamentano che le loro relazioni siano basate sulla lotta.

Hanno la sensazione di lottare per la sopravvivenza e di fare i conti con disperazione e paura.

Prima entrano nelle relazioni, poi lottano strenuamente per uscirne.

[2] È importante sapere che con la stimolazione termica (moxibustione) di un punto del quinto dito del piede è possibile nel 75% dei casi ottenere il rivolgimento fetale.

Tutto nella vita e nelle relazioni inizia dolorosamente.
Regalo: si sentono liberi nelle scelte e possono cambiare con facilità.

Affermazioni possibili per i nati con parto podalico (da *Birth & Relationships* di S. Ray e B. Mandel):

1 – io perdono il mio pensare di fare le cose in modo sbagliato:
2 – io mi perdono per la sofferenza che penso di aver causato agli altri:
3 – io ora so che la mia vitalità è sicura e piacevole per me e per gli altri;
4 – io posso essere certo che il piacere duri;
5 – per me è sicuro avere una vita piacevole e facile;
6 – io mi perdono il percepire gli altri come persone che possono farmi del male;
7 – io ora so che gli altri mi sostengono nel raggiungimento della mia liberta;
8 – io ora so che gli altri contribuiscono alla mia sicurezza;
9 – io ora so che gli altri ora mi aiutano in modo facile e piacevole;
10 – io sono completamente innocente;
11 – io ora posso decollare con una buona partenza;
12 – per me è sicuro e divertente ricominciare;
13 – io ora so che il mio desiderio appassionato di pace mi da ciò che voglio;
14 – dato che io sono vincente, riesco facilmente;
15 – io sono sempre libero di agire a modo mio, di andare e venire come voglio;
16 – poiché io sono libero, mi sento bene;
17 – io ora so che tutte le mie relazioni mi rendono la vita più facile e più piacevole;
18 – io ora so che il mio modo di fare è quello giusto;
19 – io posso prendere tutte le direzioni che voglio.

Nascita di sesso opposto rispetto al desiderio del genitore

Hanno una grande difficoltà a sentirsi accettati. Cercano il modello nel genitore di sesso opposto. Fanno giochi dell'altro sesso. Sono in competizione con il sesso opposto. Hanno difficoltà con il sesso a cui appartengono e possono avere anche paura di assumersene la responsabilità.

Non si sentono sufficientemente accettati e non riescono ad accettarsi nelle relazioni. Nella relazione possono provare risentimento e tristezza. Si sentono insoddisfatti della loro vita.

Non riescono a comprendere cosa gli altri si aspettino da loro né che cosa loro si devono aspettare in un rapporto. Hanno grande, grandissima paura delle delusioni.

Vedono spesso il mondo come un luogo ostile, la stessa cosa la provano nelle relazioni, perché hanno conflittualità con l'identità sessuale.

Questi soggetti hanno avuto grossi problemi nella pubertà.
Regalo: sono grandi mediatori.

Affermazioni possibili per i nati di sesso opposto rispetto al desiderio del genitore (da *Birth & Relationships* di S. Ray e B. Mandel):

1 – io ringrazio Dio d'essere una donna/un uomo;
2 – io sono una sorpresa meravigliosa;

3 – io sono un dono di Dio per il mondo;
4 – io perdono i miei genitori per non aver saputo cosa volevano veramente;
5 – io sono desiderabile;
6 – io sono irresistibile;
7 – io ora so che il mio corpo è al servizio del mio scopo;
8 – io sono la persona giusta;
9 – io ora so che il mio sesso è giusto per me;
10 – io mi piaccio molto in presenza degli altri;
11 – io ora so che la mia presenza è un piacere infinito.

Nati dopo tentativi di essere abortiti

Si sentono non voluti. Hanno molte difficoltà a pensare che qualcuno potrebbe volerli o amarli. Hanno un pensiero che governa la loro energia: la persona più importante che mi ha permesso di venire la mondo tenta di uccidermi. È possibile una forte pulsione inconscia di morte[3]. Hanno molta confusione tra pulsione di vita e pulsione di morte, sono soggetti che hanno paura di vivere.

Potrebbe essere presente il pensiero che quando qualcuno li vuole, prima o dopo li attaccherà. Possono spesso pensare che gli altri li vogliano uccidere.

Hanno delle convinzioni del tipo: "Io non voglio vivere" o "la vita fa male".

Nelle relazioni hanno grande sfiducia degli altri. Non si sentono né desiderati, né amati nelle loro relazioni. Hanno la netta sensazione che non dovrebbero esistere.

Regalo: grande forza di vita: nelle situazioni più critiche non muoiono mai.

Affermazioni possibili per i nati dopo tentativi di aborto (da *Birth & Relationships* di S. Ray e B. Mandel):

1 – io più vivo più sono vivo. Più sono vivo più vivo;
2 – io posso sopravvivere senza essere morto. (Io posso sopravvivere essendo vivo);
3 – io ora so che la vita è sicura, vivere è sicuro. Io più sono vivo, più sono al sicuro;
4 – io posso incominciare a vivere immediatamente e continuare a vivere;
5 – io posso lasciar andare la morte e sopravvivere;
6 – io sono al sicuro ed immortale qui ed ora;
7 – io ora so che non c'è nulla da temere. Io sono vivo;
8 – io più abbandono le preoccupazioni, più sono vivo. La vita è ciò che io voglio;
9 – io sono responsabile delle mie gioie e dolori; gli altri sono responsabili della loro gioia e dolore;
10 – io ora so che gli altri sono felici che io sia qui;
11 – io sono fonte naturale di gioia e divertimento per gli altri;
12 – io rendo le cose migliori e più facili per gli altri;

[3] La pulsione di morte latente è frequente nella maggior parte delle persone ed è legata alla falsa convinzione che morendo, e quindi cambiando dimensione di vita, si stia meglio. In altre parole è una fuga dal mondo polare della percezione. È possibile far affiorare queste pulsioni di morte e liberarsene con delle sedute di LER in acqua fredda. Questi soggetti devono quasi morire per poter vivere. Ripulito lo schema energetico la pulsione di vita sarà fortissima.

13 – io ora so che gli altri stanno sempre meglio in mia presenza;
14 – io ora so che gli altri sono felici che io sia vivo e si sentono più vivi in mia presenza;
15 – io perdono tutti e tutto ciò che mi è stato sgradevole durante e dopo la nascita;
16 – io più esprimo la mia vitalità, più mi sento al sicuro.

Nati dopo essere stati trattenuti

A volte potrebbero essere veloci, se sono stati trattenuti.

Detestano il controllo. Si sentono controllati e in trappola. Si sentono intrappolati nelle relazioni. Sentono che devono rompere.

Hanno problemi con il tempo. Possono facilmente perdere la motivazione, come se la motivazione possa divenire invisibile.

È come perdere il momento fisico per uscire.

Alcuni assumono la convinzione: io non posso ottenere ciò che voglio quando voglio. Altri assumono la convinzione: io devo andarmene per impedire agli altri di trattenermi. Possono avere problemi nella spina dorsale perché la forza che avevano è stata bloccata.

Regalo: riflessione.

Affermazioni possibili per i nati con parto trattenuto [essendo un problema con il tempo le affermazioni sono le stesse dei nati veloci] (da *Birth & Relationships* di S. Ray e B. Mandel):

1 – io ora so che il tempo è dalla mia parte;
2 – io sono sempre nel posto giusto, al momento giusto, impegnato con successo nell'attività giusta;
3 – io ora so che il mio ritmo è quello giusto;
4 – io sono sempre in tempo per me;
5 – io mi perdono per aver pensato di dover rispettare i programmi altrui per sopravvivere;
6 – io ora so che è sicuro andare veloci;
7 – per me è sicuro prendermi il tempo di cui ho bisogno;
8 – io più mi prendo il tempo di cui ho bisogno, più ho tempo a disposizione;
9 – per me la lentezza è benedetta;
10 – io non ho più bisogno di crearmi degli ostacoli da superare;
11 – io non ho più bisogno di sentire resistenza per riuscire;
12 – io ora so che gli altri mi sostengono quando scelgo ciò che voglio quando voglio;
13 – io ora so che ogni arrivo e ogni partenza è per me facile e piacevole;
14 – io ora so che è sicuro per me andare avanti ora;
15 – io perdono gli altri quando non sono pronti per me;
16 – io sono sempre pronto per ciò che viene dopo;
17 – io ora so che essere pronto è sicuro.

Nati dopo un travaglio molto lungo

Nella vita sono lenti, frustrati, considerano la vita dura, fanno aspettare le persone, non sono mai pronti. Queste sono persone che possono sbocciare dopo.

In questi casi molto spesso viene somministrata anestesia. Spesso si ricorre all'incubatrice.

Si sentono lenti, frustrati, sofferenti. Pensano di essere fonte costante di delusioni. Fanno aspettare tutti. Hanno l'impressione di ferire gli altri. Credono che la vita sia difficile e che sia una continua lotta. Hanno la tendenza a svegliarsi tardi.

Regalo: capacità di saper attendere.

Hanno problemi con il tempo e con l'eventuale anestesia ricevuta e quindi le affermazioni sono simili ai trattenuti e ai nati con anestesia.

Concepiti dopo uno o più aborti spontanei

Questi soggetti esprimono spesso grande paura e soprattutto si preoccupano in modo estremo.

Regalo: capacità di essere molto determinati e grossa pulsione di vita.

Le affermazioni coincidono con i tentativi di aborto.

Nati prematuri e vissuti in incubatrice

Hanno problemi con il tempo, potrebbero essere legati a malattia o a essere non voluti e volersi togliere di lì. Le persone nate con questo tipo di parto si sentono di troppo, si sentono più avanti di chiunque altro, si sentono immature per una relazione, sono estremamente vulnerabili; sono spesso piccole e si sentono insignificanti.

Possono all'inverso avere paura delle cose veloci perché sono arrivati in anticipo. Potrebbero avere la sensazione di dover mangiare sempre di più, altrimenti non ce la fanno.

Spesso fa seguito a questo tipo di nascita un periodo in incubatrice. Cosa si prova in incubatrice? "Sono solo, c'è una barriera intorno a me, guarda e non toccare". È come se ci fosse un muro psichico intorno a loro. Pensano di non poter ricevere quello che vogliono quando lo desiderano.

Si sentono estremamente soli. Pensano: "Ce la devo fare da solo".

Sono spaventati dal contatto fisico, osservati e giudicati. Questi soggetti spesso portano occhiali.

Regalo: capacità naturale di esprimere la propria innocenza.

Affermazioni possibili per i nati prematuri e vissuti in incubatrice (da *Birth & Relationships* di S. Ray e B. Mandel):

1 – io ho tutto ciò che mi occorre per ottenere ciò che voglio;
2 – io sono della misura giusta;
3 – io sono abbastanza, ho abbastanza, faccio abbastanza;
4 – io sono al sicuro a qualsiasi velocità;
5 – io sono al sicuro in qualsiasi momento;
6 – per me è sicuro essere in anticipo;
7 – per me è sicuro essere in ritardo;
8 – io non ho più bisogno di affrettarmi per riuscire;
9 – io non ho più bisogno di andare piano per riuscire;
10 – io perdono l'equipe medica che mi ha fatto nascere per avermi messo fretta;
11 – io ora so che il piano divino della mia vita si svolge in perfetto orario.
(vedere anche tutte le affermazioni relative alle nascite veloci/trattenute).

Presentazione trasversale

Non c'è via di uscita. Il bambino sente che la madre non è pronta e asseconda il pensiero della madre.

Il pensiero è: non riesco a uscire. In questi casi molto spesso si interviene col taglio cesareo.

La manipolazione manuale può indurre nel bambino lo schema energetico di essere stato manipolato.

Gli individui nati con questa modalità pensano spesso di aver preso la direzione sbagliata riguardo al lavoro, alla relazione di coppia ecc.

Sono confusi e spesso si muovono molto. Cercano di evitare i contatti molto ravvicinati. Non amano essere controllati o manipolati, temono l'allineamento in generale.

Regalo: trattandosi di nascite rarissime, non sono state fatte statistiche.

Affermazioni possibili per i nati trasversi (da *Birth & Relationships* di S. Ray e B. Mandel):

1 – io ora so che il mio corpo è un luogo sicuro e piacevole;
2 – io posso spostarmi sentendomi al sicuro;
3 – io posso correggermi;
4 – io perdono coloro che cercano di correggermi;
5 – io ora so che il mio modo di fare è quello giusto;
6 – io so dove sto andando;
7 – per me andarmene è sicuro;
8 – per me restare è sicuro;
9 – io sono al sicuro ovunque io vada;
10 – io ho un buon senso di orientamento;
11 – per me è un piacere andare avanti;
12 – io sono sempre libero:
13 – io più mi rilasso, più creo spazio per me.

Nascita con presentazione di faccia

Hanno delle caratteristiche a volte simili ai podalici. La motivazione potrebbe essere legata alla percezione di non essere voluti o di essere desiderati di sesso opposto.

Nelle relazioni hanno problemi relativi al controllo.

Hanno difficoltà a presentarsi agli altri

Regalo: affrontare le cose a testa alta.

Le affermazioni possono essere simili alle nascite del sesso non desiderato e alla percezione di non essere voluti.

"Siamo i responsabili di un infinito numero di libere azioni
di cui siamo i soli responsabili".

Matthieu Ricard e Trinh Xuan Thuan

13. Interpretazioni degli schemi energetici relativi alla malattia: la malattia come difetto d'informazione

"*Ogni dolore è il risultato dello sforzo che facciamo per attaccarci a un pensiero negativo*" (L. Orr).

Tutte le malattie hanno origine nella mente; con il potere della mente possiamo disfare quello che abbiamo creato, ma la guarigione sarà temporanea, perché di fatto non abbiamo guarito il rapporto con la morte.

Il nostro rapporto con la morte risale simbolicamente al peccato originale. Cristiano Federico Samuele Hanhemann [1] nel suo trattato sulle malattie croniche descrive la 'Psora' come il miasma principe con cui tutti gli esseri umani nascono; essa è identificabile con la pulsione di morte e con l'ansia esistenziale responsabile di tutti i processi patologici umani.

La malattia è un avvertimento, un modo di attirare l'attenzione della mente su un pensiero che non è in armonia. Ogni guarigione è provvisoria finché non abbiamo guarito tutti i nostri pensieri negativi.

Se restiamo nella programmazione: neonato-bambino-adulto-vecchio è normale a una certa età essere ammalati.

La pulsione di morte è dunque la fonte di tutte le malattie. Ma cosa è la morte? È la manifestazione di una diversa aggregazione delle nostre molecole, che in vita hanno la forma del nostro corpo.

È necessario imparare a far funzionare meglio il nostro corpo con il potere della mente.

Lo scopo della padronanza del corpo è di elevare la qualità della vita. Che interesse possiamo avere nel prolungare la vita fino a 150 anni, se 30 o 40 di questi li dobbiamo passare su una sedia a rotelle o con tubi e apparecchi nel corpo o ancor peggio in demenza?

L'interesse può essere solo quello di battere un record, ma la qualità della vita resta molto limitata.

[1] Fu lo scopritore e il codificatore della medicina omeopatica

Tutte le malattie sono sempre dovute a squilibri energetici, ad energia bloccata, ed il più delle volte questa energia equivale a energie emozionali cristallizzate.

Quando la canalizzazione di queste energie trova un ostacolo si sviluppa a livello fisico un equivalente simbolico del problema psichico profondo del paziente. La guarigione consiste sempre nella comprensione del messaggio e nella correzione del difetto informativo attraverso un processo di integrazione.

"Un uomo non è malato perché ha una malattia, ma ha una malattia perché è malato".

La malattia quindi rende l'uomo onesto perché gli fa vivere fisicamente ciò che non aveva voluto comprendere a livello psichico spirituale.

Partendo da queste premesse affrontiamo alcune tematiche patologiche per comprenderne il significato simbolico e informativo, facendo riferimento soprattutto agli studi di Thorwald Dethlefsen e Rüdiger Dahlke.

Nel corpo i blocchi energetici emozionali si traducono in blocchi di pulsioni sessuali, di aggressività, di rabbia e risentimento.

Se esse si cristallizzano

- nel pensiero si ha mal di testa;
- nel neurovegetativo si ha ipertensione o distonia-neurovegetativa;
- nel sistema nervoso si ha sclerosi multipla;
- nei polmoni si ha asma;
- nell'apparato osteo-muscolare si ha reumatismo e gotta.

Inizieremo la nostra osservazione dall'apparato respiratorio esaminando la respirazione e i disturbi ad essa collegati.

Apparato respiratorio

Nella medicina orientale il polmone e l'intestino crasso (P/IC) sono associati in una unità funzionale yin-yang che si esprime attraverso le loro 'orbis' [2].

È interessante notare quali siano le funzioni fondamentali legate a queste 'orbis' o 'Circoli Funzionali'.

Il polmone è con il cuore l'organo ritmico per eccellenza, e costituisce la spirale[3] intermedia apportatrice di ritmo; mentre il cuore comincia a pulsare già dall'inizio della vita fetale, il respiro inizia con la vita autonoma, cioè con la nascita. Il polmone è quindi l'organo che ci porta a contatto con il mondo polare, ci immerge nella sintonia macro-micro-cosmica.

[2] Orbis: nella medicina cinese si chiamano con questo nome i circoli funzionali legati a una coppia di organi, cioè tutto ciò che da un punto di vista energetico ruota intorno a determinati organi.

[3] Lo sviluppo embriologico si evolve da tre foglietti: endoderma o spirale interna corrispondente al tubo digerente; mesoderma o spirale intermedia corrispondente al sistema cardio-circolatorio e al sistema osteo-muscolare; ectoderma o spirale esterna corrispondente al sistema nervoso.

Espirazione-inspirazione sono espressione della polarità; sarebbe impossibile ipotizzare una sola di queste due fasi, poiché la risultante sarebbe la morte, cioè l'uscita dal mondo fenomenico polare.

Le due funzioni primarie per mantenere la vita, dopo la nascita, sono la respirazione e l'alimentazione. Ma mentre possiamo fare a meno di mangiare per qualche tempo, non possiamo permetterci di non respirare. La respirazione ci rende cittadini dell'universo, poiché tramite essa il nostro microcosmo è costretto, anche se non vuole, a entrare in rapporto con il tutto e con tutti. L'aria che inspiriamo è la stessa che hanno respirato gli altri esseri viventi, minerali, vegetali ed animali.

Il respiro ha quindi a che fare con il contatto e con la relazione, e tutta l'orbis è legata a questo simbolismo. Infatti al polmone è legata la funzionalità cutanea e l'evacuazione intestinale.

Questo contatto tra l'aria proveniente dal macrocosmo e la propria corporeità avviene a livello degli alveoli polmonari attraverso una superficie di 70 mq.

Anche la cute è un organo di contatto ma con una estensione ben più ridotta, uno o due mq. Inoltre il contatto cutaneo con il mondo esterno è controllato dalla nostra volontà: siamo noi che decidiamo di toccare o abbracciare.

Il rapporto inspirazione-espirazione corrisponde a tensione-distensione.

Molti squilibri possono essere reversibili tra i due organi di contatto: polmoni e cute. Un eczema soppresso con pomate cortisoniche può trasformarsi in asma e viceversa.

Il rifiuto di prendere contatto con qualcuno mediante l'atto respiratorio può manifestarsi in forma asmatica.

L'asmatico perde la funzione ritmica respiratoria perché preoccupato di prendere, non riesce più a dare. Tutta la funzione respiratoria è concentrata sulla fase yang inspiratoria per cui si blocca la fase yin espiratoria. Il soggetto non riesce a cedere al macrocosmo l'aria utilizzata deprivata di ossigeno e ricca di anidride carbonica per cui si auto-avvelena. Quindi l'asmatico lotta per l'aria anche se ne ha in abbondanza.

Questa è l'espressione più profonda della legge del dare: dare e avere fanno parte della stessa energia in movimento, se si trattiene non si può pretendere di avere!

L'asma si collega spesso alla patologia allergica; infatti l'asmatico riconosce come pericolose sostanze innocue e si chiude ad esse sviluppando una reazione allergica. L'asmatico ha paura del contatto, di lasciarsi andare, di farsi penetrare dai vari aspetti della polarità.

Tramite la malattia l'asmatico esercita uno spropositato e non riconosciuto senso di potere, un completo dominio sul mondo circostante attraverso i suoi sintomi. Simbolicamente anche il progressivo aumento volumetrico del torace è sintomo di potere e di aggressività, ma all'irrobustimento del torace non corrisponde un aumento del volume respiratorio, poiché ciò che manca è l'elasticità.

La componente allergica si manifesta con repressione dell'aggressività: è tutta una concentrazione yang, senza una equivalente cessione di yin. Il soggetto vorrebbe gridare, urlare la sua aggressività ma tutto rimane bloccato nei polmoni, aumentano le secrezioni e tutto peggiora sempre più.

L'asmatico evita tutto ciò che è più intimamente legato alla materia, vorrebbe porsi su un piano superiore per non venire contaminato; ciò caratterizza il suo desiderio di potere, di volersi isolare, di non dare.

Anche la sessualità viene in parte soffocata come facente parte di questo polo inferiore da rigettare con conseguente produzione di muco, che sarebbe propria degli organi sessuali.

L'asmatico ha bisogno di amore, ma non sa darlo.

Spesso l'asma, come molte malattie allergiche, in cui c'è sovra-produzione di muco nell'albero respiratorio si associa ad intolleranze alimentari che ne aggravano la sintomatologia. Una difficoltà assimilatoria a livello della mucosa intestinale può produrre squilibrio secretivo delle mucose respiratorie. I due fenomeni sinergici sono spesso correlati. Una delle intolleranze più frequenti è quella al latte vaccino e alle sue molecole proteiche; ebbene, il desiderio di latte è per lo più collegato a un desiderio infantile di amore che non ha ancora superato la fase di egocentrismo, propria della fase orale.

È interessante notare come nessuna specie animale usa il latte per il sostentamento alimentare post-infantile. Solo l'uomo lo utilizza e, per lo più, è legato alla difficoltà ad entrare nella fase adulta.

Anche le altre sostanze verso le quali si possono presentare intolleranze sono quelle di cui abusiamo metodicamente con ingordigia, nel desiderio di prendere senza dare.

Apparato cutaneo

La cute è l'organo respiratorio più esteso nell'uomo, dopo la superficie degli alveoli polmonari. Essa rappresenta il punto di confine e di contatto tra il nostro microcosmo e gli altri.

L'epidermide origina embriologicamente dal foglietto ectodermico insieme al sistema nervoso. Questa comune origine embriologica fa comprendere come la cute sia la spia più fedele dei disturbi ad origine neurovegetativa e psicosomatica. Essendo inoltre la cute un organo respiratorio, la sua funzione si colloca nell'orbis polmone/intestino crasso (P/IC), e quindi squilibri che abbiano come organo bersaglio la cute possono, se soppressi, scaricarsi sui polmoni o sul colon.

Attraverso la cute si manifesta inoltre all'esterno il mondo interno, cioè gli squilibri di tutte le altre orbis. Sulla cute leggiamo con l'ispezione e la palpazione ciò che in essa è contenuto. Le terapie riflessogene usano appunto la cute come organo diagnostico e terapeutico.

L'apparato cutaneo fa parte del cosiddetto 'triangolo dell'eliminazione', rappresentato da cute, intestino e reni. Le eliminazioni possono essere ostacolate da varie cause e gli effetti si manifestano a livello cutaneo. Anche la sudorazione, soprattutto se di cattivo odore, evidenzia il problema. La sudorazione eccessiva maleodorante determina sempre un alto carico metabolico renale, che si scarica sull'apparato cutaneo.

Le malattie cutanee debbono essere considerate sempre come positive, poiché dimostrano la capacità del corpo di eliminare tossine.

L'*acne*, ad esempio, è un'alterazione cutanea propria della pubertà ed è espressione di energia yang sessuale (cambiamento ormonale) repressa, a cui si associa un carico alimentare spesso eccessivo che coinvolge reni ed intestino. L'adolescente vorrebbe venire a contatto con la sua parte polare mancante, il 'Tu'. La cute rappresenta il confine dell'Io, l'organo attraverso il quale si entra a contatto con la parte mancante del proprio 'Io'.

L'acne riunisce in una sola manifestazione due simbolismi:

- far saltare i confini (la cute) tra 'Io' e 'Tu';
- impedire attraverso questo accumulo energetico yang (l'acne) il contatto sessuale e l'incontro col 'Tu'.

Non a caso si manifesta nelle zone più abitualmente scoperte del corpo: viso, spalle e sotto al collo. È evidente altresì, come nella donna, la cura con pillola anticoncezionale dia risultati positivi; essa infatti, simulando una gravidanza, supera il problema della paura della sessualità.

La *psoriasi* è un'altra tipica malattia relazionale che si manifesta sulla cute e che a livello energetico è data da un carico troppo alto accoppiato a un blocco emuntoriale dei reni (rapporto con la socialità e il contatto) o dell'intestino (contenuti inconsci). È espressione di una estrema difesa, non si vuole far entrare o uscire nulla. Ci si difende per paura di essere feriti: più forte è la paura, più forte è la difesa e più forte sarà la fragilità interiore. Spesso il processo psoriasico può arrivare al sanguinamento e quindi all'apertura della barriera: il paziente è costretto da un sintomo fisico ad aprirsi.

L'*eczema* è un'altra manifestazione di chiusura al rapporto con l'esterno che spesso può alternarsi all'asma con significato similare.

Il *prurito*, che la medicina moderna considera il primo e più attenuato livello di dolore, è energia yang che vuole uscire, amore, passione, ira, o altro. *Prurigo* latino oltre al significato a noi conosciuto racchiudeva anche lussuria, passione, cupidigia ecc. Questo spiega perché durante il LER spesso siamo assaliti da pruriti che altro non sono che quanti di energia che vorrebbero manifestarsi. Schemi energetici che nascondono vissuti emozionali[4].

Apparato cardiocircolatorio

Cuore e polmoni sono i due organi ritmici per eccellenza del corpo umano.

I polmoni collegati con i ritmi cosmici sono rivolti verso l'esterno per nutrire l'organismo di ossigeno ed energia, il cuore rivolge la sua funzione all'interno cooperando all'avanzamento della massa ematica che procede con una propagazione di flusso di 30 cm al secondo e una onda arteriosa di 9 metri al secondo. Ed è proprio

[4] Non bisogna quindi grattarsi e distogliersi, ma entrare in quello schema per viverlo, e integrandolo, liberarsene.

questa onda arteriosa che la semeiotica cinese sfrutta per la percezione diagnostica dei polsi arteriosi, capaci da soli di dare un quadro energetico diagnostico funzionale. Essendo infatti l'intero organismo costituito da una serie di ritmi concatenati è possibile esplorando un ritmo avere la percezione dell'insieme dei ritmi. L'onda arteriosa percorre in pochissimo tempo l'intero organismo e ne raccoglie le informazioni distrettuali e globali fornendo al terapeuta esperto informazioni per una diagnosi olistica.

Il cuore, solo dal 1700 posto al centro della circolazione sanguigna, è sinonimo di sentimento in contrapposizione alla razionalità. Di nuovo polarità: emisfero destro = sentimento = femminile = yin, ed emisfero sinistro = razionalità = maschile = yang. Il cuore simbolo del sentimento è posto, nel corpo, a sinistra e quindi in connessione con l'emisfero destro. Si ama con il cuore.

Il ritmo cardiaco può essere alterato da un'emozione, da una gioia. Nei disturbi del ritmo cardiaco si ha il disturbo senza l'emozione percepibile. Il soggetto è tanto razionale da non farsi toccare da nessuna sensazione, il cuore viene messo da parte e si ribella costringendo il malato a rendersi conto di lui. Il malato di cuore ha una sproporzione tra razionalità e sentimento a favore della prima.

Due disturbi abbastanza frequenti sono l'*angina pectoris* e la *nevrosi cardiaca*; in entrambi abbiamo una focalizzazione dell'attenzione del malato sul cuore; mentre nella prima i vasi sono induriti e il cuore è simbolicamente duro, nella seconda il cuore impazzisce a livello psichico. In entrambi i casi non si è data importanza al cuore, si è dato ascolto solo alla propria testa, la risposta del corpo è nel creare un disturbo che faccia preoccupare seriamente per il proprio 'cuore'. Se il messaggio non è raccolto, se l'informazione non è integrata, se la paura del sentimento è spropositata si arriva al 'pace-maker'. Nell'*infarto* si ha invece uno scarico d'energia e aggressività che distrugge il cuore: l'energia imprigionata da un eccessivo autocontrollo esplode. Un processo simile mette in atto l'*iperteso* che pur sfiorando i propri conflitti li reprime per non affrontarli; l'energia è pronta per il suo compito, quello di risolvere il problema, ma non viene utilizzata e si trasforma in pressione arteriosa. Anche nell'*ipoteso* abbiamo una fuga dai problemi, ma mentre in quest'ultimo si ha una fuga nell'inconscio nell'iperteso la fuga è nell'azione. Nella *stasi venosa*, nella facilità ai lividi, si ha lo stesso messaggio dell'ipotensione, cioè di rifugio nell'inconscio. Nella *trombosi* infine si ha il simbolismo di un blocco energetico nel flusso ematico che genera l'embolo.

Rigidità di vita e di corpo portano a rigidità di sangue.

Apparato gastro-enterico

Come nella respirazione vi è una accettazione del mondo circostante, nel processo digestivo vi è una più profonda penetrazione nell'elemento materiale; inoltre la digestione manca di un vero e proprio ritmo.

Simbolicamente la digestione ha correlazioni con le funzioni cerebrali, anche qui si effettua una digestione delle impressioni non materiali.

Nella digestione dobbiamo elaborare la materialità macrocosmica. Una attenta anamnesi sulle preferenze alimentari, già da sola, indirizza, attraverso il linguaggio simbolico, al temperamento e ai difetti informativi propri di quel soggetto.

La 'fame d'amore' non soddisfatta si trasforma in fame di sapori dolci (vuoto orbis stomaco/milza-pancreas); coloro che svolgono lavori intellettuali e pensano molto cercano cibi salati (vuoto orbis vescica/rene); le persone molto conservative preferiscono alimenti in scatola, cibi affumicati e tè amaro (vuoto orbis intestino tenue/cuore); chi cerca invece cibi piccanti desidera nuovi stimoli (vuoto orbis intestino crasso/polmone); chi cerca cibi acidi tende ad avere un carattere irritabile e suscettibile (vuoto orbis vescica biliare/fegato). Le persone che cercano cibi leggeri senza sapore, insipidi, evitano nel quotidiano tutte le sensazioni nuove, hanno paura del mondo esterno e di doversi confrontare con esso. Questa paura può giungere a forme regressive infantili che portano a consumare creme e pappe a causa di *gastrite*. In questi soggetti vi è una rinuncia alla masticazione e quindi alla propria aggressività. La stessa interpretazione simbolica si ha per la paura delle spine del pesce e dei noccioli (paura delle aggressioni).

I denti rappresentano, nell'evoluzione, l'espressione simbolica dell'aggressività e della vitalità; i denti malati testimoniano difficoltà a canalizzare la propria aggressività. Non a caso il sogno della caduta dei denti è da Freud interpretato come un momento di castrazione, di repressione dell'aggressività. Non dimentichiamo che aggressività e sessualità hanno strette correlazioni e sono alla base di una gran parte di patologie della nostra epoca.

Il digrignamento dei denti durante la notte è quindi espressione anch'esso di repressione del desiderio di mordere e aggredire; il soggetto rovina i suoi denti di notte per renderli meno offensivi di giorno. Spesso il digrignamento dei denti è correlato a parassitosi intestinali, ma anche queste sono espressione dello stesso problema di base.

Le gengive sono la base dei denti ed esprimono quindi la base della vitalità e dell'aggressività.

I denti sono correlati a tutte le orbis e circoli funzionali per cui un disturbo di un dente può ripercuotersi sull'orbis corrispondente e viceversa il disturbo dell'orbis specifica può far ammalare quel dente.

Le correlazioni dei denti con le varie orbis sono molto importanti per comprendere i blocchi focali. Per blocco focale si intende un disturbo che blocca la guarigione energetica di una orbis. Un granuloma asintomatico, un dente devitalizzato e quindi morto, così come metalli vari da otturazione possono costituire un problema focale, cioè un ostacolo alla guarigione energetica del soggetto. Non dimentichiamo che in bocca vengono messi metalli di vario tipo per protesi ed otturazioni, che con il variare del PH salivare, possono creare campi di disturbo non indifferenti. Anche qui vi è comunque una responsabilità del soggetto, in quanto i campi disturbati sono attivati da particolari PH che è l'individuo a produrre, in base a propri equilibri emozionali. I metalli sono sempre elemento di disturbo, soprattutto leghe come le 'amalgame', ottime per l'odontoiatria, si sono dimostrate nocive in medicina olistica. Esse infatti, anche se delle ultime generazioni, liberano ioni mercurio che producono una lenta e progressiva intossicazione con depressione del sistema immunitario.

L'inghiottire a livello fisico trova il suo analogo simbolico nell'inghiottire situazioni e problemi per cui le difficoltà a deglutire sono da correlarsi a queste problematiche.

La *nausea* segnala un rifiuto per qualcosa che ci pesa sullo stomaco. Vomitare è espressione di non accettazione. La donna incinta che vomita rifiuta inconsciamente il figlio o meglio lo spermatozoo, non accetta di aver fatto proprio quel seme, e questo può in certi casi interpretarsi come rifiuto del ruolo materno e quindi del femminile. Il fatto che biochimicamente il vomito gravidico trovi una sua causalità in un corrispettivo ormonale non inficia assolutamente questi significati profondi che si situano a monte dell'effetto fisiologico e biochimico.

Lo stomaco rappresenta simbolicamente lo yin, il femminile, la capacità di sentire, di donarsi, di assorbire, di accogliere e custodire. I succhi gastrici, contenuti nello stomaco, rappresentano l'altro polo, lo yang, il maschile, la componente aggressiva. Il malato di *gastrite* può avere sia una aggressività esagerata che una repressione completa della stessa. In entrambi i casi vi è una alterata canalizzazione istintuale che porta al problema.

Se la fase aggressiva non viene effettuata a livello della bocca con i denti dovrà compiersi nello stomaco con i succhi gastrici e l'iperacidità. La conseguenza è che il malato di stomaco non riesce a sopportare alcun conflitto e si rifugia nella sua regressione alle pappe.

L'*ulcera* è invece un aggravamento del problema: il malato non digerisce le impressioni esterne, ma la mucosa dello stomaco o del duodeno si autodivora; è un desiderio di dipendenza infantile, di protezione materna.

Il pancreas è un importante organo digestivo con due funzioni o poli, una yang, maschile, rappresentata dalla parte esocrina che produce succhi gastrici, aggressivi, l'altra yin, femminile, endocrina che produce 'insulina' capace di far metabolizzare gli zuccheri, simbolo di amore. In mancanza di insulina gli zuccheri passano attraverso il corpo (sangue) senza essere metabolizzati e finiscono nell'urina.

La simbolica è chiara: desiderio d'amore e incapacità di accettarlo. Il *diabete* porta ad acidificazione di tutto il corpo fino al coma: è il principio yin che si trasforma nel suo opposto. Amore e aggressività, zucchero e acido, e nella mitologia Venere e Marte, tutte espressioni analogiche dello stesso concetto.

Dal punto di vista energetico l'orbis stomaco/milza-pancreas è collegata all'elemento/movimento 'terra', e quindi occupa un posto centrale nella dinamica fisiologica macro/micro-cosmica; ad essa è collegato il tessuto connettivo e i linfociti, due elementi fondamentali del microcosmo uomo. Il tessuto connettivo che è ubiquitario e di sostegno per tutta l'impalcatura morfologica e i linfociti che svolgono un ruolo determinante nell'equilibrio dell'energia 'Wei' o 'Oé' di difesa. A questa orbis è collegato il sapore dolce che, come abbiamo visto è determinante nella fisiopatologia della stessa.

L'intestino tenue e il cuore costituiscono un altro circolo funzionale od orbis legato all'elemento/movimento fuoco al quale sono collegate le funzionalità nervose e cerebrali. Simbolicamente intestino tenue e cervello svolgono, infatti, funzioni simili (vedi figura 4, capitolo 2). Entrambi hanno funzione digestiva, d'impressioni materiali l'uno, e di impressioni immateriali l'altro. I disturbi a carico dell'intestino tenue sono sempre legati a un'eccessiva analisi e critica. È l'iper-razionalità e il giudizio che portano allo squilibrio di questo circolo funzionale, è l'emergere del 'miasma sicotico'[5] che porta da una iperproduzione razionale psicologica ad una iperproduzione fisica a livello cutaneo che va dalle verruche e condilomi[6] ai lipomi e fibromi, fino al cancro. Nel *cancro* l'iperproduzione razionale e mentale diventa iperproduzione cellulare, i nuclei diventano più grandi ed è come se tutte le cellule diventassero idrocefale[7]. La cellula perde la sua specializzazione e il suo compito ed esce dalla collaborazione con le altre cellule del corpo; è come se si sentisse onnipotente ed autonoma. In termini di simbolismo mente-corpo l'Ego cellulare perde le connessioni e le direttive del Sé profondo o campo della Potenzialità Pura e credendosi superiore si avvia a sicura morte[8]. Nel corpo umano a livello microscopico il fenomeno anarchico cellulare è sempre presente, ma tenuto sotto controllo dal sistema neuro-endocrino-immunitario che a sua volta riceve informazioni energetiche dal campo della Potenzialità Pura; quando questa informazione scende sotto determinati livelli o viene interrotta, ogni ordine spazio temporale si sovverte e il destino è la morte che riporta l'equilibrio (legge dell'entropia)[9].

Uno dei sintomi più frequenti dell'intestino tenue è la diarrea che è un sintomo sicotico, di iperproduzione a livello fisico. La *diarrea* è simbolo di paura; vogliamo trattenere con troppa forza ciò che abbiamo e la risposta è la perdita: dobbiamo rilassarci e accettare.

L'intestino crasso provvede invece a sottrarre acqua alla massa fecale residua, non digeribile. A questo livello si manifestano le *stipsi atoniche* per assenza di movimento della muscolatura liscia, o *spastiche*, per eccesso di motilità che produce onde contrarie a quelle fisiologiche. Queste due possibilità espressive della stipsi dipendono dall'equilibrio dell'orbis vescica biliare/fegato che contrae stretti rapporti bioenergetici con l'orbis intestino crasso/polmone. La lettura simbolica è comunque, sempre, 'non voler dare, trattenere, essere avari'. È classico l'atteggiamento dell'avaro con il bacino indietro e la contrattura dei glutei per la paura di perdere. Il tema del trattenere, abbiamo visto, è proprio anche dei disturbi asmatici che fanno parte sempre della stessa orbis intestino crasso/polmone.

Inoltre mentre l'intestino tenue corrisponde simbolicamente alle funzioni cerebrali conscie, l'intestino crasso corrisponde all'inconscio, e le feci, facenti parte simbolicamente del regno dei morti, sono analogiche ai contenuti inconsci. La stipsi è quindi paura di manifestare i contenuti inconsci. Risolvere la stipsi è di fondamentale aiuto nel lavaggio emozionale perché permetterà l'affiorare dei problemi inconsci.

[5] La sicosi è uno dei tre miasmi cronici scoperti da Cristiano Samuele Hahnemann. Si tratta dei tre atteggiamenti base psicofisici che determinao la tendenza a malattie fisiche. La sicosi per l'appunto è caratterizzata da iperproduzione fisica e psichica.

[6] Verruche e condilomi sono di origine virale, ma trovano il terreno favorevole nello squilibrio sicotico.

[7] Il nucleo cellulare rappresenta il cervello della cellula e quindi dei grossi nuclei equivalgono a una grossa testa (idrocefalia).

[8] Le cellule tumorali nella loro espansione vanno in necrosi, cioè provocano morte dei tessuti, non solo ma spesso riducono in schiavitù altre cellule, così come fa l'uomo centrato sul suo Ego.

[9] Entropia = misura del grado di disordine di un sistema.

La dieta Mayr, che in realtà è un digiuno con purghe, per purificare il corpo e l'inconscio, si basa appunto su questo principio: con la purificazione intestinale emergono i problemi più profondi del soggetto. Non dimentichiamo che il colon è fondamentale per la fisiologia generale tanto che molte scuole naturopatiche lo pongono a fulcro di quasi tutte le patologie.

Anche nell'iridologia che studia la somatotopia[10] iridea, il colon riveste una importanza predominante tutt'attorno al collaretto irideo.

Un'altra risultante dello squilibrio di questa orbis è la *colite ulcerosa*, malattia infiammatoria diarroica in cui vi è perdita di acqua e muco. Qui ritorna il tema della paura ma a un livello più profondo e inconscio di come avveniva per il tenue in cui la correlazione era con il conscio. Alla base di questo squilibrio vi è una paura di realizzare la propria vita e la propria individualità.

Vescica biliare/fegato costituiscono un'orbis importantissima che è deputata:

- all'immagazzinamento dell'energia (glicogeno e idrati di carbonio trasformati ed immagazzinati in grasso);
- alla produzione energetica;
- alla sintesi degli aminoacidi;
- alla disintossicazione.

Le malattie del fegato sono legate alla capacità di disintossicare, cioè di distinguere e valutare e questi sono i due temi simbolici legati alle malattie di quest'organo. Il soggetto perde energia e potenza fisica. Lo squilibrio epatico porta inoltre ad una alterazione della coagulabilità sanguigna, perché i fattori specifici non vengono più formati. Il sangue diviene fluido e al paziente scorre via il sangue e la linfa vitale. Il soggetto è un avido, smoderato che deve imparare la tranquillità, la rinuncia.

Il fegato è in grado di scomporre le sostanze proteiche in aminoacidi e riordinarli secondo la sequenza propria della specie umana, quindi fa un salto evolutivo dal regno vegetale ed animale all'uomo.

"*La sintesi proteica è una copia perfetta a livello di microcosmo di ciò che nel macrocosmo chiamiamo evoluzione. Modificando e trasformando il modello qualitativo, da componenti sempre uguali viene creata l'infinita varietà delle forme*" (Thorwald Dethlefsen).

La molteplicità che ci separa dall'unità non è che un'illusione: il Maya, la bolla della percezione.

Il fegato svolge il suo ruolo simbolico proprio a livello del rapporto uno/molteplicità e viceversa.

La vescica biliare, elemento yang dell'orbis, simboleggia aggressività, collera (bilioso = collerico). I *calcoli biliari* rappresentano una condensazione di energia, un processo centripeto yang, quindi un accumulo di energia che non potendo trasformarsi nella sua forma polare opposta yin centripeta si è materializzata. Il calcolo esprime sempre una difficoltà a manifestare la propria aggressività, la propria energia.

[10] Somatotopia = rappresentazione del corpo (sull'iride, sull'orecchio, sul piede, ecc.).

I calcoli biliari sono più frequenti nelle donne, mentre quelli renali negli uomini; inoltre la più alta percentuale statistica di litiasi colecistica è nelle donne sposate. Dethlefsen sostiene che ciò è dovuto al fatto che queste donne vivono la propria famiglia come una struttura che impedisce la libera canalizzazione della propria energia e aggressività. Le coliche permettono in definitiva con spasmi e urla di rimettere in moto l'energia.

L'*anoressia* è un'altra frequente patologia femminile legata al rifiuto della femminilità e sessualità: ingrassare, diventare tondeggiante, significa essere donna e quindi va negato ad ogni costo. La paziente alterna i sintomi tra rifiuto del cibo e ricerca spasmodica di alimenti, cioè bulimia, per il solo gusto di riempirsi e poi vomitare tutto.

Il desiderio dominante è la smaterializzazione, per cui la morte non viene vista come negativa ma come fase positiva, rispetto alla vita che è espressione di negatività (esagerata pulsione di morte). Si rifiuta ogni forza centripeta di condensazione yang, mentre si esaltano le forze centrifughe di dematerializzazione yin, e ciò porta a squilibrio per erronea canalizzazione energetica. È la fame di sesso e di amore che viene repressa e sfogata nel simbolismo orale, ed è questa sessualità e femminilità che deve essere accettata e integrata nello schema corporeo.

Apparato genito-urinario

Il rene come gli altri organi pari, gonadi e polmoni, è rapportato simbolicamente alla socialità e al contatto. I reni, in particolare, esprimono l'incontro interpersonale tra il soggetto e la propria ombra proiettata sul partner. La maniera in cui viviamo questa proiezione è fondamentale per l'equilibrio renale. Il rene entra comunque in tutte le dinamiche legate al sociale, non è una combinazione che si socializzi bevendo, ed in tal modo si stimoli il rene. Le bevande più usate sono, tè, caffè e alcool, tutte fortemente diuretiche. Una delle funzioni renali è di conservare l'equilibrio acido/basico e quindi il bilanciamento yang/yin che è proprio del sangue. Similmente nella coppia si sperimenta l'equilibrio della polarità, il tentativo di armonizzare lo yin femminile, basico, con lo yang maschile, acido.

Nelle malattie renali si leggeranno quindi i problemi di rapporto col prossimo e col proprio partner, ovvero con la propria ombra. Non vedere nei difetti del partner la proiezione della propria ombra porta a squilibrio e a malattia fino alle estreme conseguenze dell'insufficienza renale e del rene artificiale. La dialisi è un partner perfetto che sostituisce quello proiettivo con il quale ci si era rifiutati di risolvere i problemi della propria ombra. Essa, nella sua perfezione, sottolinea la nostra imperfezione.

I calcoli renali sono simbolo di blocchi evolutivi: sostanze destinate all'eliminazione infatti precipitano, ed ecco che interviene il sintomo a renderci 'onesti'; dobbiamo saltare (dal dolore) per cercare di eliminarli.

Nel rene-surrene ha sede 'l'energia ancestrale', quella proveniente cioè dai genitori, ovvero dalle gonadi, testicoli e ovaie, che sono gli altri organi pari di contatto e di sessualità. Ancestrale è equivalente di energia cromosomica, ovvero di quantum vitale individuale yin/yang.

Le patologie vescicali simboleggiano sempre il concetto di pressione, ovvero problematiche già superate che non si è avuto ancora il coraggio di eliminare.

Nella cistite il bruciore che accompagna il rilassamento esprime la difficoltà a lasciarsi andare, ad eliminare la pressione. Lo spasmo e la poca urina sono segno dell'incapacità del soggetto ad abbandonarsi.

L'enuresi notturna è anch'essa legata a pressione psicologica che il bambino riceve durante il giorno; la risposta è il rilassamento con minzione durante il sonno e restituzione simbolica, attraverso il problema, della pressione ai genitori.

Apparato genitale

Le *mestruazioni* sono il simbolo della femminilità, della luna, dell'acqua, del polo yin ricevente. Nell'equilibrio mestruale si riflette l'accettazione della propria femminilità. Tutti i disturbi e i dolori mestruali ruotano intorno a questa problematica psichica.

Con la mestruazione la donna dona una parte della sua forza vitale, compie simbolicamente una piccola nascita che ha in sé anche il suo polo opposto, una piccola morte; infatti si ha eliminazione di tessuto morto.

La mestruazione dolorosa sottintende sempre problemi sessuali. Chi non accetta la propria femminilità, e quindi la propria polarità, non sa donarsi, non sa abbandonarsi e quindi non può vivere liberamente l'orgasmo che è simbolicamente una piccola morte, che comporta un distacco dal proprio 'Io' e una fusione con il 'Tu', per realizzare l'unità. Chi ha paura della morte, e quindi non riesce a vivere la propria sessualità nelle mestruazioni, nell'orgasmo o nel sonno (altro simbolo di morte), non ha disponibilità ad offrire il proprio 'Io', ma ne resta spasmodicamente avvinghiato.

Finché il proprio ruolo sessuale è rifiutato sarà impossibile guarire e realizzare in sé il polo opposto.

La menopausa può accompagnarsi a problemi che sono anch'essi in relazione al vissuto sessuale precedente. Le vampate di questo periodo simbolizzano chiaramente la sessualità. La donna può entrare in panico e ridestare in sé tutti i desideri non realizzati.

I *miomi* tanto frequenti, soprattutto in menopausa, simbolizzano una gravidanza e quindi desideri inconsci di maternità, così come l'intervento rappresenta il parto.

Abbiamo visto come la difficoltà a separarsi dal proprio 'Io' ostacoli l'orgasmo e possa essere quindi causa di *frigidità*; così nell'impotenza si verifica un processo opposto; non è più la recettività femminile in gioco, bensì il principio yang, attivo, aggressivo. Nell'*impotenza* vi è sempre una repressione della propria aggressività, una non accettazione piena del proprio ruolo, la paura della propria virilità, della 'vagina'.

In definitiva tutti i disturbi genitali sono legati al non saper vivere pienamente il proprio ruolo sessuale. Altrettanto accade per i problemi durante la gravidanza, gestosi compresa, in cui vi è un rifiuto inconscio, più o meno marcato del figlio.

Organi di senso

Gli organi di senso possono essere considerati delle finestre della nostra anima nella bolla della percezione. Attraverso esse noi percepiamo delle vibrazioni della materia che il nostro essere elabora come sensazioni. Le sensazioni sono sempre delle proiezioni del nostro Io, in quanto al di fuori di noi non esistono.

In questa ottica tutte le alterazioni percettive degli organi di senso vanno interpretate come difetti percettivi della nostra anima.

Tutte le malattie degli occhi saranno quindi collegate al concetto di non voler vedere. Nella *miopia* non si vuol vedere il mondo circostante e quindi ci si rifiuta di vedere se stessi. Più diottrie mancano, più questo rifiuto è grande.

Nella *presbiopia*, frequente dopo i quarant'anni, si vede solo da lontano per rigidità del cristallino; questo è in accordo con l'età matura in cui non si fa caso al dettaglio ma all'insieme: si ha larghezza di vedute. La presbiopia indica che la larghezza di vedute è reale solo sul piano fisico.

Nella *cataratta* il cristallino si opacizza, così che il soggetto prende le distanze dal mondo circostante, sfugge ai suoi pericoli. Similmente accade nel *glaucoma* in cui si cala una saracinesca per non vedere.

Similmente le *malattie dell'orecchio* sono collegate al non voler sentire. Chi si chiude alla percezione interiore si chiuderà successivamente alle percezioni esteriori.

Cefalee ed emicranie

La testa è come l'orecchio un terminale yang, ad essa e da essa arrivano e partono tutti i meridiani yang. La testa è sede del pensiero, del polo superiore.

La medicina del XX secolo ha sempre più curato un uomo senza testa (medicina specialistica) o una testa senza corpo (neuro-psichiatria), ma in realtà questo riflette la tendenza comune della nostra epoca a separare la testa dal corpo, ed è questa la causa principale delle cefalee da tensione. Esse esprimono la dissociazione del polo superiore 'cefalico' dal polo inferiore organico-funzionale. Se il centro del pensiero, cioè la testa, non è più in armonia col polo del sentimento, localizzato nel cuore, insorge la cefalea. L'orgoglio, l'ambizione, la mania di perfezione, il tentativo egocentrico di imporsi realizza questa dissociazione tra i due poli e porta alla cefalea. Se la testa cerca di imporsi senza il corpo, essa stessa ne soffre. Il malato di cefalea cerca di separare la testa dal corpo.

L'emicrania rappresenta invece la concentrazione della sessualità nella testa. La crisi di emicrania è simbolicamente un orgasmo. Quindi chi soffre di emicranie ha un problema legato alla sessualità. Con l'emicrania, tra l'altro, si evitano i rapporti...

Le disonnie o insonnie

L'insonnia ha alla sua origine le stesse problematiche della incapacità orgasmica. Sonno e orgasmo sono analogici alla morte e richiedono un lasciarsi andare. Occorre in entrambi i casi eliminare la vigilanza dell'emisfero sinistro, lasciarsi andare: perdere i legami con l'Ego.

Chi soffre di insonnia non riesce a vivere armonicamente i due poli yin e yang, è troppo legato all'attività, allo yang e ha paura di perderla.

Se prendiamo coscienza che anche la fase yang è una illusione, cioè la proiezione della nostra coscienza, avremo difficoltà a comprendere se è reale il sogno o la veglia. In realtà sono entrambe vere in quanto specchio della nostra essenza polare. Sogno, sonno e veglia sono realtà nella nostra coscienza e non al di fuori di essa.

Le depressioni

Nella depressione si vive nella sola polarità yin della morte, della tenebra, si rifiuta l'equilibrio con la fase yang. Il più delle volte è l'aggressività repressa che porta ad essere aggressivi verso se stessi fino al suicidio. Reprimere l'aggressività vuol dire rinunciare alla fase yang e quindi sprofondare in quella yin. Anche la fuga da responsabilità può essere legata alla depressione. La vita attiva è legata ai sensi di colpa, a responsabilità e quindi va cancellata per sostituirla con i fantasmi di solitudine, vecchiaia e morte.

Malattie e incidenti: squilibri interni e squilibri esterni (micro-macrocosmo)

La malattia e l'incidente sono espressioni diverse di uno stesso problema. Infatti mentre la malattia è la risultante di uno squilibrio interno che altera il terreno (non dimentichiamo che noi conteniamo evolutivamente virus, batteri e funghi), l'incidente è dovuto a uno squilibrio esterno, è una malattia esterna.

Così come una cellula fa parte del nostro organismo, e si ammala se non ne rispetta le regole organizzative, similmente l'uomo è cellula dell'universo e subisce un incidente (o malattia esterna) se non è in equilibrio con il tutto.

Premesso che il lato destro del corpo è sotto il controllo del fegato ed il sinistro della milza-pancreas, tutti gli incidenti che coinvolgono l'emicorpo destro mostrano una debolezza epatica, mentre quelli lateralizzati a sinistra mostrano una debolezza della milza-pancreas.

In conclusione se non riusciamo a rapportarci all'esterno in modo tale da permanere nella nostra coesione ed unità psicofisica vuol dire che siamo in squilibrio, qualsiasi ne sia la causa, trauma, virus, batterio, colpo di fucile, incidente.

"A mano a mano che, di nostra spontanea volontà, penetreremo
nelle varie zone di paura, debolezza e insicurezza che racchiudiamo in noi stessi,
scopriremo che i loro muri sono fatti di menzogne,
vecchie immagini di noi stessi, paure ancestrali
e false idee di ciò che è puro e di ciò che non lo è".

Jack Kornfield

14. *Esercizi respiratori*

Sono tutti esercizi di carica energetica in quanto aumentano l'assimilazione dell'energia attraverso un maggior apporto di ossigeno. Il risultato è una maggiore depurazione sanguigna e un miglioramento della circolazione. Come abbiamo visto esistono esercizi respiratori a quattro fasi derivati dalle tecniche taoiste (espressione dei cicli di morte e rinascita), che differiscono dal respiro a due fasi connesse o respiro circolare (espressione dell'Unità e della trascendenza dalla polarità).

Nel respiro taoista bisogna familiarizzare con i movimenti del diaframma e con la percezione dell'addome che si gonfia durante l'inizio dell'inspirazione (riempimento polmoni inferiori) a cui segue il rigonfiamento toracico (riempimento polmoni medi e poi superiori) (vedi figura 18, capitolo 4). Dopo aver inspirato completamente espirate, il torace si restringerà seguito dalla contrazione del basso addome. Per percepire meglio l'onda respiratoria che si propaga lungo il corpo si può, stando sdraiati, mettere un libro pesante sull'addome e un altro sul torace per vedere il movimento. Questo esercizio di percezione respiratoria può essere fatto per qualche giorno prima di iniziare gli esercizi veri e propri.

Respiro di compressione energetica

Con questo esercizio si impara a condurre con la mente l'energia nei meridiani e nei chakra.

Dopo aver svuotato i polmoni inspirate lentamente visualizzando il prana come una corrente luminosa che entra nei polmoni fino a formare una sfera vibrante di energia. Quando i polmoni sono abbastanza pieni chiudere le tre chiusure (pavimento pelvico, addome e gola) e spingere la sfera di luce e calore nell'addome. Poi espirare lentamente dal naso, tenendo la lingua spinta contro il palato, visualizzando l'energia che si diffonde nella rete di meridiani di tutto il corpo. Se è presente una patologia si può indirizzare l'energia nella zona colpita dallo squilibrio.

È opportuno, inizialmente, fare un massimo di 4 cicli di compressione, alternati eventualmente con altrettanti di respiro a mantice o di respiro circolare. Con l'esercizio si può arrivare fino a 3 serie di 8 compressioni consecutive.

Inspirazione ed espirazione frazionata

Questo tipo di respiro in inspirazione tonifica e stimola il sistema energetico, mentre in espirazione ha un effetto disperdente e rilassante.

Se si fraziona l'inspirazione non si fraziona l'espirazione e viceversa.

- inspirazione frazionata: si inspira profondamente con l'addome fermandosi a un riempimento di circa un quarto dello spazio respiratorio, applicare le tre chiusure e spingere in basso il respiro trattenendolo brevemente, quindi aprire le chiusure e continuare ad inspirare per un altro terzo, richiudere e continuare fino a quando tutti i polmoni sono pieni;
- espirazione frazionata: dopo una inspirazione completa e piena si comincia ad espirare in modo frazionato (esattamente l'inverso dell'inspirazione frazionata). Si espira per un terzo, si bloccano le chiusure e si trattiene, poi si procede con il terzo successivo fino a completare l'espirazione.

Respiro alternato delle narici

Come abbiamo visto il respiro contrariamente a quel che si pensa non fluisce contemporaneamente attraverso le due narici tranne brevissime frazioni di tempo durante il giorno.

Normalmente esce dalla narice sinistra per 24 minuti per passare alla destra per un tempo uguale. Il prana viene assorbito a destra attraverso il canale astrale yang 'Pingala'(parte dal testicolo sinistro nel maschio o ovaia sinistra nella femmina per arrivare alla narice destra) e a sinistra attraverso il canale yin 'Ida'(parte dal testicolo destro nel maschio o ovaia destra nella femmina per arrivare alla narice sinistra). La narice destra è legata al 'respiro sole', quella sinistra al 'respiro luna'.

Per controllare il respiro destro/sinistro può risultare facile distendersi su un fianco. Automaticamente il respiro fluirà attraverso la narice opposta al lato di appoggio. Passando da un lato all'altro in 2 o 3 minuti si instaurerà il ritmo respiratorio attraverso la narice opposta. Per accelerare il passaggio si può perfezionare la posizione puntellandosi sui gomiti, reggendo con le mani la testa, con il pollice dietro l'orecchio e le altre dita sulla fronte. Premendo contro l'ascella del lato opposto il flusso di prana inizierà il suo transito.

Un altro sistema consiste nello stare seduti su una sedia all'inverso, abbandonando le braccia lungo la spalliera; in tal modo si potrà premere sotto l'ascella inversa alla narice attraverso cui vogliamo far fluire il respiro. Nel Kriya Yoga vengono usati dei bastoni a forma di T su cui ci si poggia in meditazione per effettuare il respiro alternato.

Ancora un altro metodo per il controllo del respiro consiste nello stare seduti a terra portando il ginocchio sotto l'ascella dello stesso lato esercitando una forte pressione; automaticamente il respiro fluirà dalla narice opposta.

Lo stesso scopo si può ottenere massaggiando l'alluce opposto alla narice con la quale si vuole respirare.

Il controllo del respiro alternato è utilissimo per controllare l'eiaculazione e permette di arrivare all'orgasmo senza eiaculare (tecnica della ritenzione del seme).

Il mantice

La lingua va tenuta spinta contro il palato con la punta a livello degli incisivi superiori; espirare completamente con il naso o con la bocca, quindi lasciare che i polmoni si riempiano naturalmente grazie al vuoto creatosi con l'espirazione, quindi inspirare ulteriormente fino a riempire dolcemente e senza sforzo la metà dei polmoni. Poi espirare concentrandosi sul movimento addominale e svuotare completamente i polmoni. Quando i polmoni sono pieni al 50% contrarre l'addome per espellere l'aria, e continuare al ritmo di 20 respiri al minuto. Il rumore dovrebbe essere quello di un mantice. L'ano e la gola dovrebbero rimanere chiusi a metà durante l'esercizio. Il mantice tonifica e rafforza il diaframma, pulisce e rinforza il sistema energetico, tonifica i muscoli addominali bruciando il grasso in eccesso e aumenta la velocità e il volume della circolazione sanguigna.

Il respiro circolare a due fasi connesse

Ha un ritmo simile alla respirazione a mantice, ma interessa nell'onda respiratoria tutto l'organismo con particolare attenzione alla dilatazione toracica che deve essere percepita a fine inspirazione come innalzamento evidente della zona sterno-clavicolare. Questa dilatazione toracica è importante, perché apre il petto, la zona del cuore, dei sentimenti, quella zona che abbiamo corazzato nel corso della vita per non essere ulteriormente feriti e per non soffrire.

Si può eseguire in qualsiasi posizione, ma dove è possibile è preferibile assumere la posizione sdraiata con le ginocchia piegate e i piedi a terra (posizione base del LER). In tale posizione è possibile avvertire le vibrazioni delle gambe che favoriscono il respiro ed indicano un giusto propagarsi della scarica energetica.

Come abbiamo visto inspirazione ed espirazione sono continue, circolari, connesse, senza pause, regolari, eguali, equilibrate e consapevoli.

Il respiro circolare va effettuato o interamente con il naso o interamente con la bocca. È preferibile inizialmente dare la preferenza al respiro circolare con la bocca.

L'espirazione deve essere spontanea senza nessuna forzatura.

Questo tipo di respirazione ha un potente, rapido effetto stimolante su tutto il sistema energetico dei chakra e dei meridiani.

Negli esercizi da fare da soli vanno eseguiti 4 cicli di 4 respiri circolari + 1 più lungo (4 × 5 = 20 respirazioni) seguiti da una pausa di 2 minuti e poi si ricomincia.

È assolutamente controindicato fare da soli cicli respiratori più lunghi, perché più si prosegue con il respiro circolare più si mobilizzano quanti energetici che spesso la persona da sola non è in grado di gestire.

Si inizia con 3 serie di 20 (4 × 5) respiri lenti e pieni, poi si passa a 3 serie di 20 respiri veloci e pieni per finire con 3 serie di 20 respiri veloci e superficiali.

Esercizio di mobilizzazione pelvica:
Respirazione circolare con oscillazione del bacino

Effettuando il respiro circolare in posizione base del LER si fa un basculamento del bacino: leggermente indietro durante l'inspirazione e avanti durante l'espirazione.

L'osso sacro si allarga e si srotola in inspirazione e si restringe ed arrotola in espirazione seguendo il movimento ascendente e discendente del flusso aereo (figura 17, capitolo 4)

Esercizio di apertura della gola:
Respirazione circolare con emissione di suoni

L'esercizio, sempre in posizione base LER e respiro circolare, è centrato sull'espirazione e sul suo significato simbolico di 'lasciarsi andare'. Per sottolineare la fase espiratoria si emette un suono di intensità media, per esempio "ah". Il suono va prolungato senza nessuna forzatura (la forzatura contrae la gola invece di aprirla), deve corrispondere cioè alla normale espirazione che viene sonorizzata dalle corde vocali. Con l'esercizio provare a prolungare il suono, sempre senza forzare l'espirazione.

Esercizio di mobilizzazione della pelvi e degli arti inferiori gambe:
Respirazione circolare con vibrazione gambe

Distesi a terra, durante il respiro circolare, si sollevano le cosce e le gambe in alto mantenendo una leggera flessione delle ginocchia. I talloni vengono spinti in alto e le punte dei piedi in basso (tavola 24). Se l'esercizio è fatto bene le gambe dovrebbero iniziare a vibrare. Mantenere la vibrazione ed osservare come migliora il respiro.

"La vita è vissuta come una lotta feroce e piena d'ansia, un turbine di rapidità e aggressività, competizione, fare nostro, appropriarci, ottenere, caricandoci di un cumulo di attività e preoccupazioni che sono estranee al nostro essere".

Sogyal Rinpoche

15. *Esercizi espressivi*

Elenchiamo qui di seguito alcuni esercizi comuni alla bioenergetica che possono integrare in taluni casi il lavoro effettuato con il LER.

Rotazione sessuale del bacino

Posizione eretta, piedi paralleli divaricati a 30 cm, ginocchia leggermente piegate, centratura energetica nella zona sott'ombelicale, pancia in fuori e spalle rilassate, respiro circolare. Le mani vanno messe sui fianchi, si iniziano a ruotare lentamente le anche prima in un senso (12 volte), poi in un altro. Se il segmento pelvico è realmente libero non ci dovrebbe essere pressoché nessun movimento né del torace, né delle cosce.

In questo esercizio l'addome dovrebbe rimanere morbido e l'ano (pavimento pelvico) aperto. I piedi non dovrebbero alzarsi da terra. Non si dovrebbe sentire tensione e dolore alla schiena e alle cosce. Se tutto ciò non è avvenuto le sensazioni sessuali sono state bloccate. Con l'esercizio metodico la rotazione potrà esser migliorata ed insieme a questa migliorerà il *grounding* (tavola 25).

Rimbalzo sul bacino

Posizione base del LER, con un cuscino sotto il sedere. Si alza il sedere in inspirazione e lo si sbatte con forza crescente contro il cuscino in espirazione vocalizzando un "No" con intensità sempre maggiore. Dopo 5 minuti ci si ferma brevemente e si comincia ad effettuare lo stesso esercizio alzando in inspirazione ed abbassando in espirazione il bacino con estrema dolcezza vocalizzando un morbido "Sì" (tavola 26).

Manifestazione di collera con desintonizzazione interemisferica

Questo esercizio, essendo molto forte dal punto di vista emotivo, va sempre effettuato sotto il controllo di un maestro.

Posizione classica del LER (possibilmente su un materassino), cercando di mantenere un respiro circolare regolare. Si sbattono alternativamente i piedi a terra, a ginocchia piegate accentuando il movimento delle anche. Dopo 5 minuti ci si ferma. Poi si ricomincia a sbattere violentemente i piedi e contemporaneamente i pugni sul materassino, articolando visibilmente le spalle, usando lo schema omolaterale. Si sbatte cioè il piede ed il pugno dello stesso lato girando anche la testa da quel lato, poi si passa al lato opposto e si continua per circa 10 minuti (tavola 27). L'espirazione corrisponde al momento in cui si batte il piede ed il pugno e si gira la testa. Durante l'espirazione si vocalizza "Non voglio!" e/o "Non lo faccio!" con forza sempre maggiore.

Questo esercizio scoordina la sincronia dei due emisferi e quindi ha un effetto emotivo molto profondo.

Dopo l'esercizio effettuato con un maestro si effettua il *Cross Crawl* distesi per risintonizzare i due emisferi.

Prima di effettuare l'esercizio di *Cross Crawl* è opportuno effettuare il test della infrarotazione del piede. Si infraruotano i due piedi stando distesi per verificare quale piede infraruota maggiormente (tavola 28) (il piede che infraruota di meno indica tensione dello psoas da quel lato): questo sarà il lato dal quale bisogna girare la testa durante l'esercizio. Per mimare la marcia distesi si alzerà alternativamente il ginocchio destro mentre si estende in alto il braccio sinistro e viceversa; la testa ruoterà in base al test sopra esposto. Se l'infrarotazione del piede era maggiore a destra *la testa ruoterà a destra quando il braccio destro* sarà in alto contemporaneamente al ginocchio sinistro, mentre resterà fissa in avanti nella situazione opposta (tavola 29). L'esercizio va ripetuto almeno 20 volte. Questo esercizio non va fatto nei soggetti con lo schema energetico schizoide, perché potrebbe provocare dei peggioramenti.

Richiesta di nutrimento

Sempre in posizione base LER e in respiro circolare, protendere le braccia in alto con i palmi delle mani paralleli e protendere anche le labbra. A ogni espirazione dire "Mamma" e successivamente "Mamma ho bisogno". Se si sente dopo un po' il bisogno di piangere è bene farlo con la massima energia per aprire la gola (tavola 30).

Richiesta di amore

Sempre in posizione LER e in respiro circolare, protendere le braccia in alto con i pugni stretti ed agitarli nel vuoto con forza, dicendo ad ogni espirazione: "Mamma/Papà perché non c'eri?"; "Mamma/Papà perché non ti sei presa/o cura di me?". Si inizia con la mamma, 5-10 minuti, per poi passare al papà per altrettanto tempo (tavola 31).

Espressione di rabbia
con liberazione di tensione dal segmento delle spalle

Questo esercizio andrebbe fatto in piedi, a ginocchia leggermente flesse, di fronte a dei grossi cuscini posti su un tavolo. Le mani vanno strette a pugno e le braccia vanno portate in alto dietro la testa con accentuata articolazione delle spalle. Prendendo appunto forza da spalle e cingolo scapolo omerale spingere i pugni con rabbia sempre crescente verso i cuscini. È bene sempre accompagnare l'esercizio con qualche espressione verbale che esprima la rabbia (tavola 32).

Stimolazione dell'iniziativa e dell'aggressione

In piedi, a ginocchia leggermente flesse, baricentro nella pelvi, prendere un asciugamano abbastanza grande e arrotolarlo, quindi torcere con forza dicendo: "Dammelo!". La presa dovrebbe rimanere costante o accentuarsi ad ogni richiesta senza vacillamenti. L'esercizio va prolungato per 10 minuti (tavola 33). Aggressione non vuol dire far del male ad un altro, ma avere il coraggio di manifestarsi invadendo lo schema energetico dell'altro. Se esprimiamo la nostra personalità, nell'amore, nella rabbia, o in qualsiasi azione umana ci muoviamo verso l'altro, ed aggressione vuol dire proprio questo.

"È solo nella realtà del presente che si può amare, risvegliarsi, trovare pace, comprensione e sentimenti di contatto con se stessi e con il mondo".

Jack Kornfield

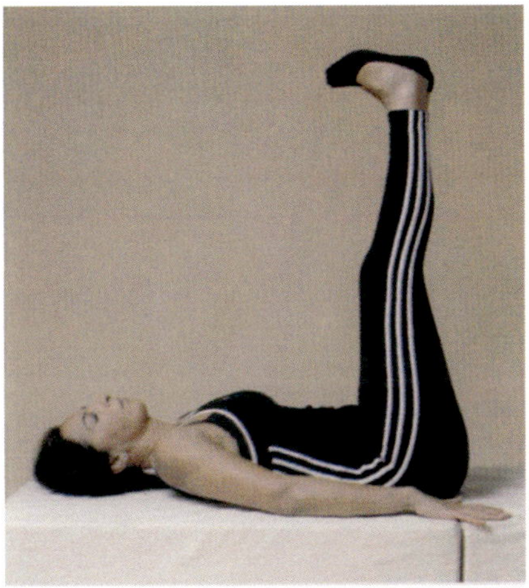

Tav. 24 - Respirazione circolare con le gambe in alto.

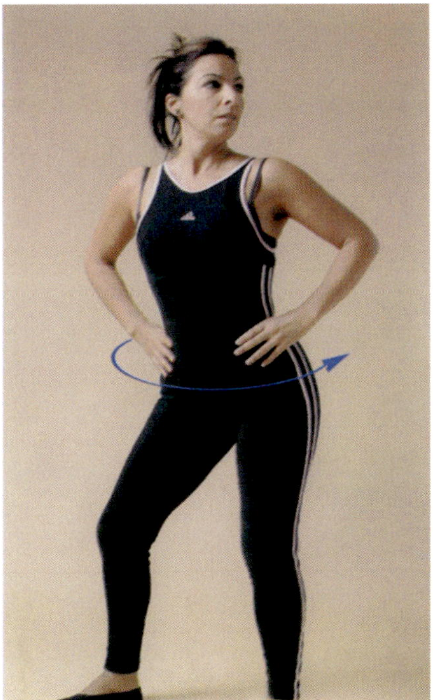

Tav. 25 - Rotazione del bacino.

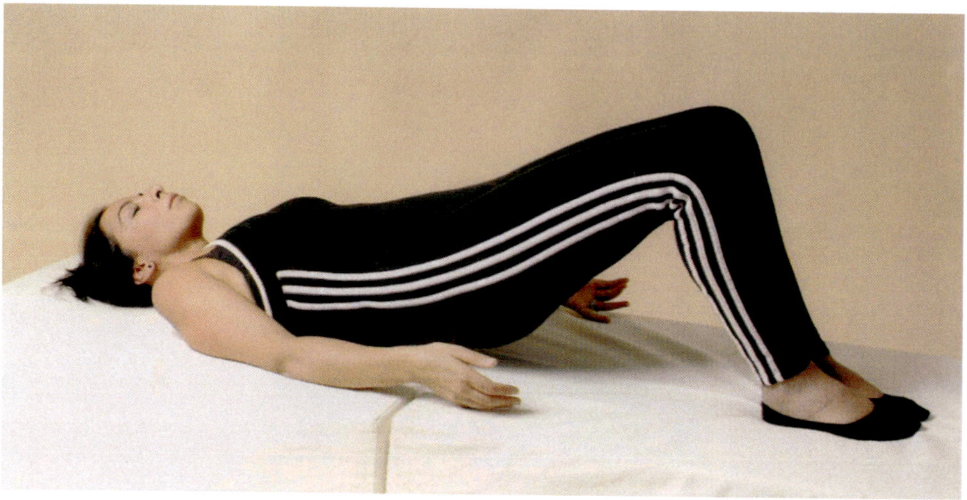

Tav. 26 - Rimbalzo del bacino.

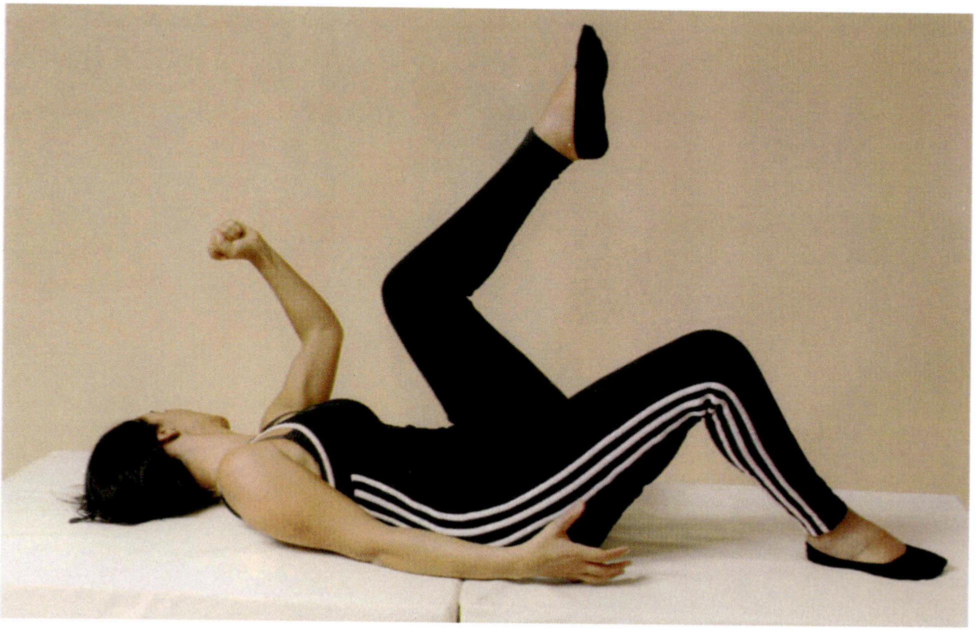

Tav. 27 - Manifestazioni di collera con desintonizzazione interemisferica.

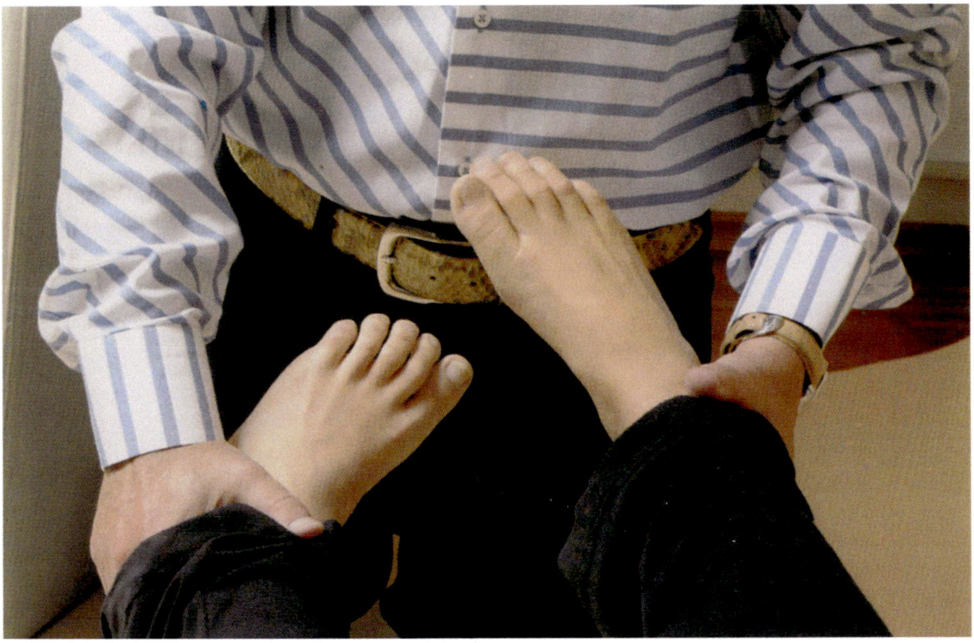

Tav. 28 - Infrarotazione del piede.

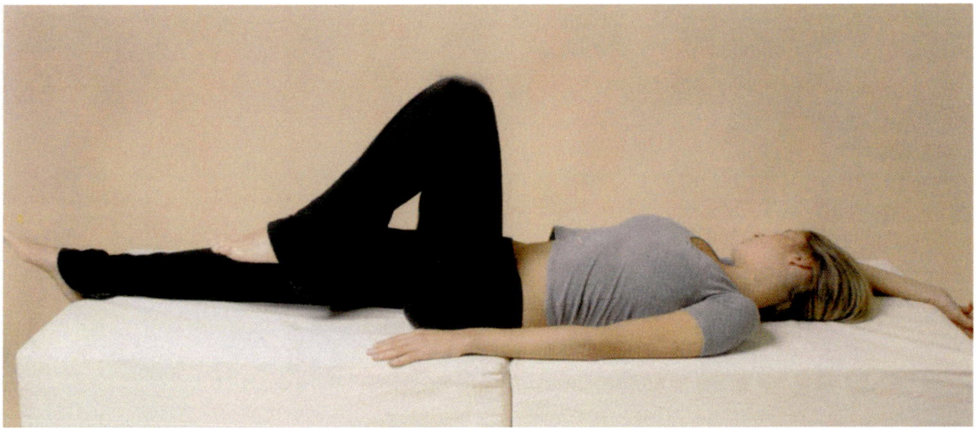

Tav. 29 - Correzione con risintonizzazione interemisferica mediante Cross Crawl disteso.

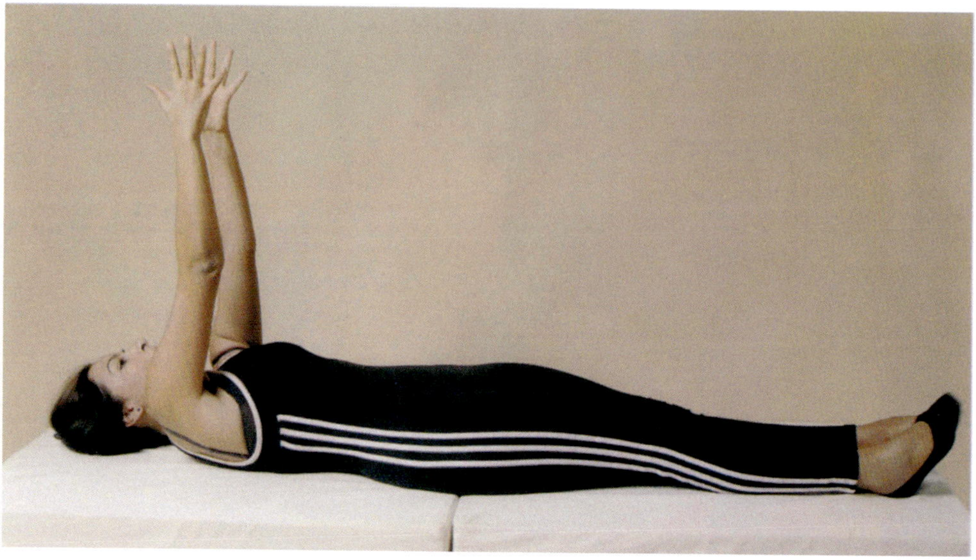

Tav. 30 - Richiesta di nutrimento.

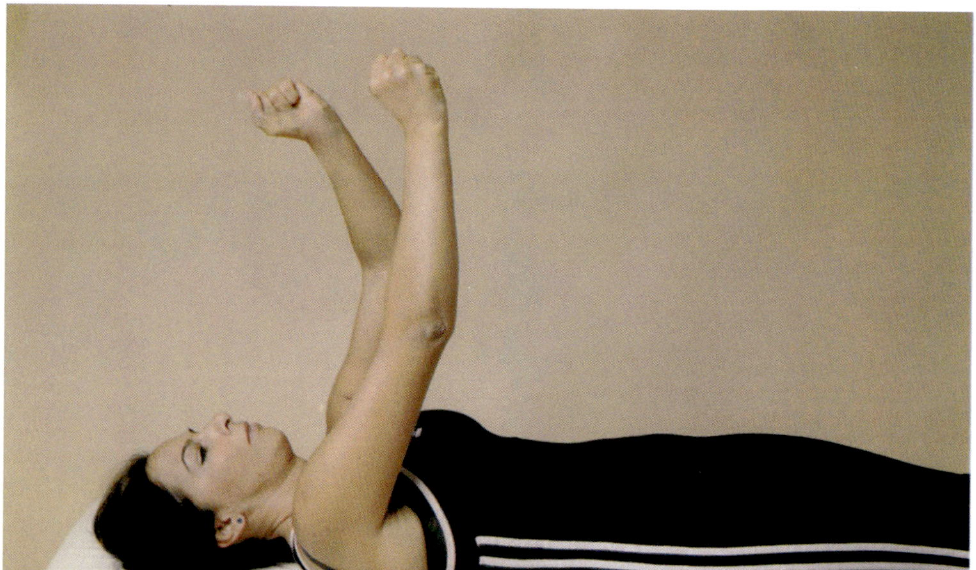

Tav. 31 - Richiesta di amore.

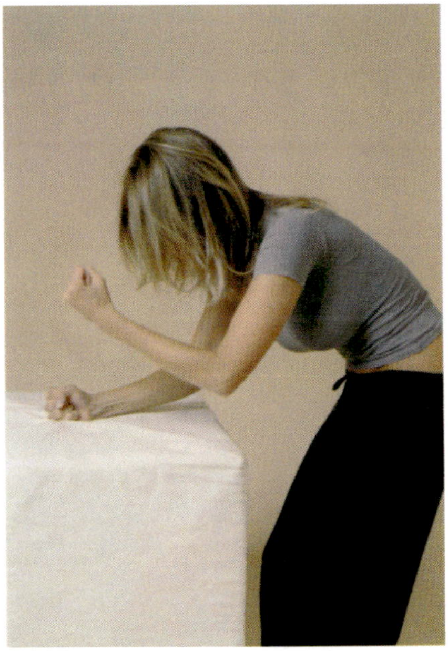

Tav. 32 - Espressione di rabbia.

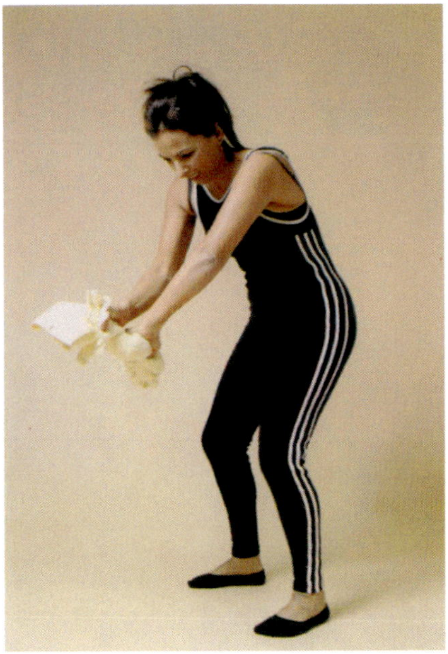

Tav. 33 - Aggressione.

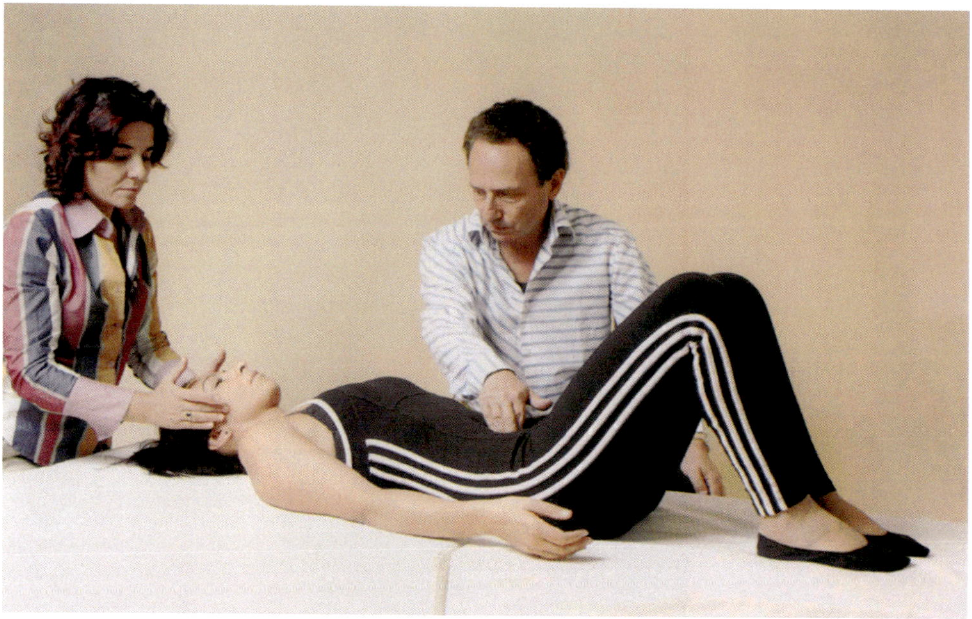

Tav. 34 - Kelazione.

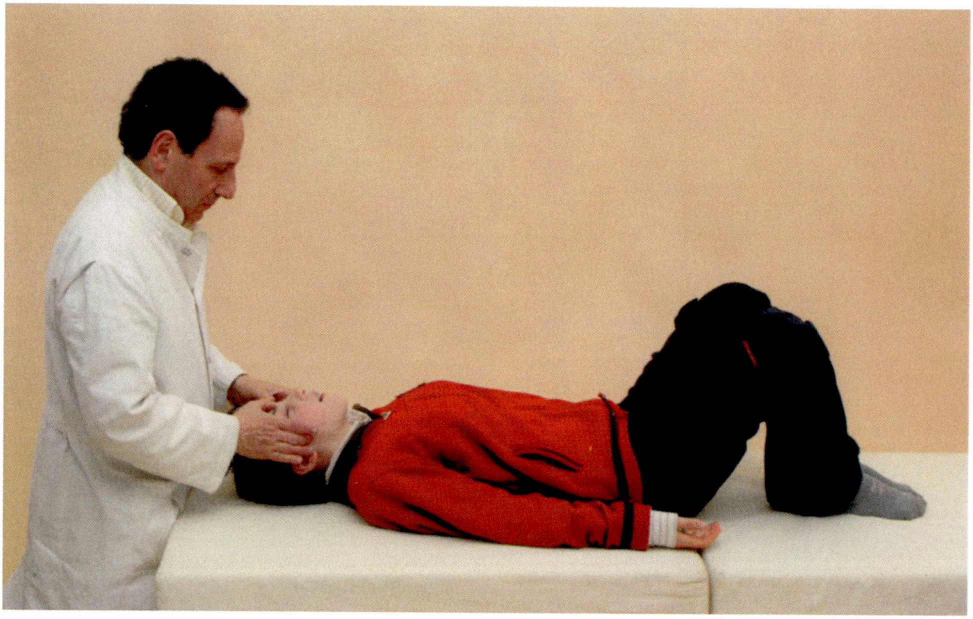

Tav. 35 - Lavaggio emozionale sulla vita fetale in bambini e adolescenti.

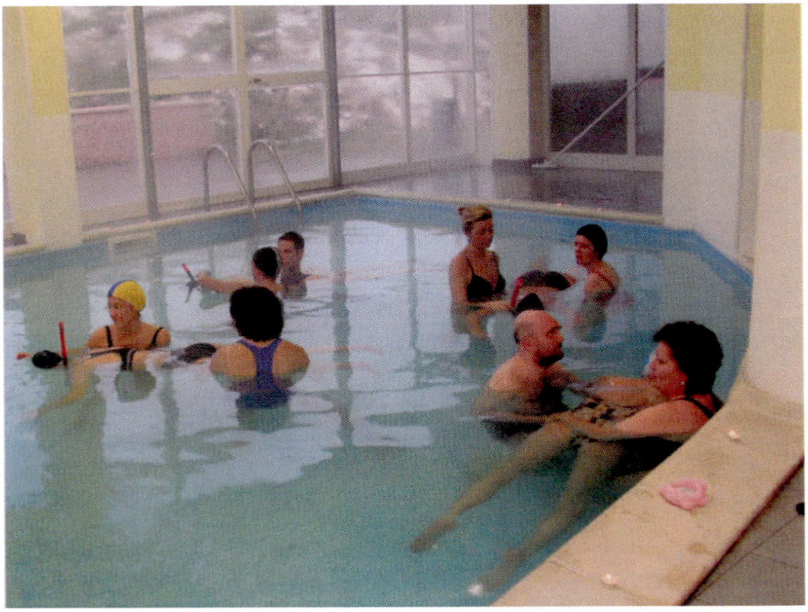

Tav. 36 - Lavaggio emozionale con boccaglio in acqua calda (38°C) con due compagni che rappresentano i genitori: uno sostiene e l'altro stimola i punti.

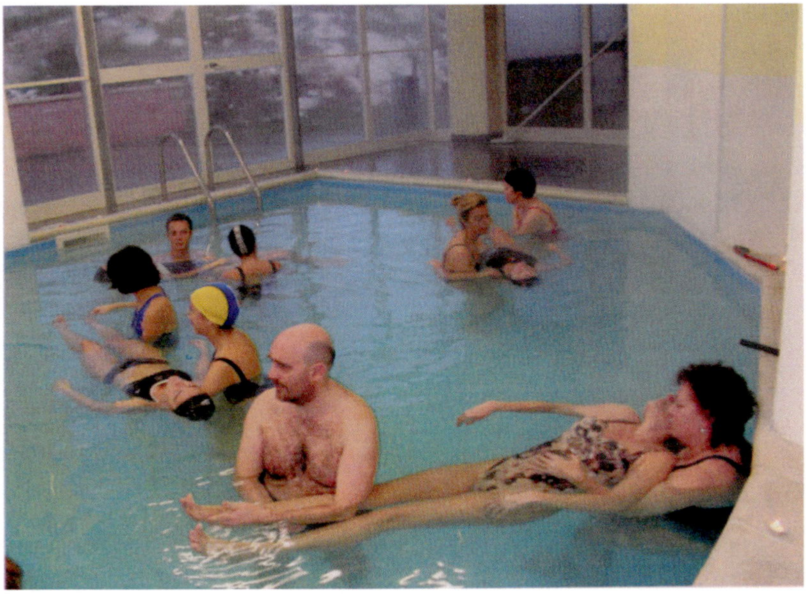

Tav. 37 - Lavaggio emozionale in acqua calda (38°C) con massaggio metamorfico del piede per attivare lo scenario di nascita.

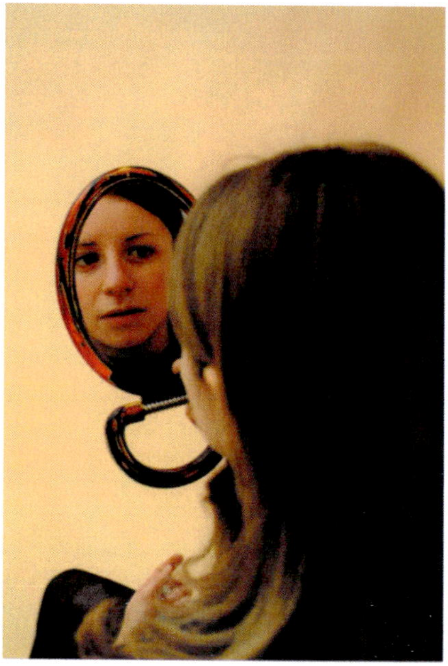

Tav. 38 - Respirazione tantrica guardando i propri occhi nello specchio.

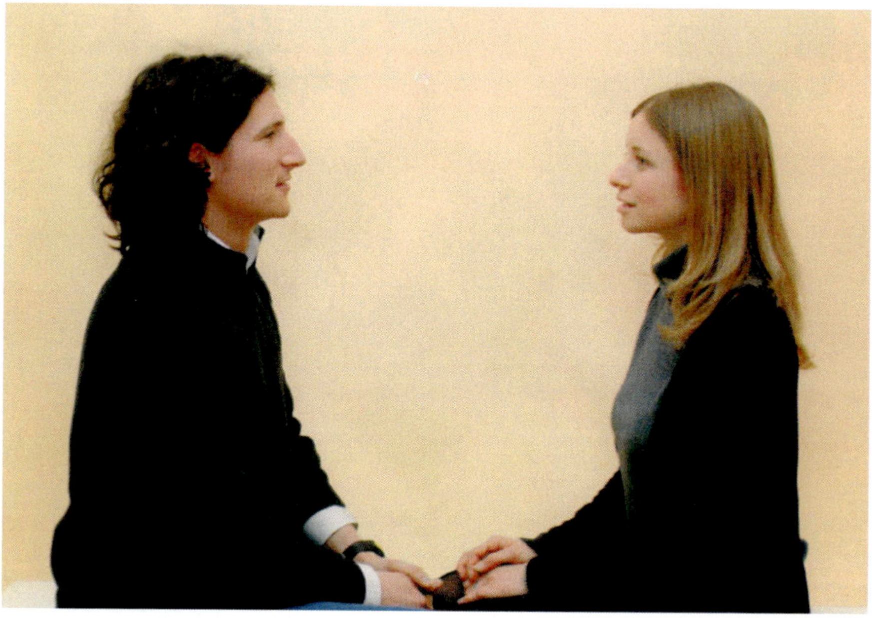

Tav. 39 - Respirazione tantrica di coppia.

16. *Cenni su tecniche LER avanzate*

Le tecniche avanzate comprendono la respirazione in acqua calda con la tecnica reflessologica metamorfica e quella in acqua fredda con i punti maestri, le tecniche di kelazione, la respirazione in piedi e seduti di tipo tantrico con stimolazione, le tecniche di respirazione cromatica e di plasmazione dinamica nonché le tecniche EMDR e cranio-sacrali integrate nel respiro circolare.

Le tecniche di kelazione

La kelazione è il trattamento di due zone o punti in contemporanea effettuata da due assistenti o insegnanti (tavola 34).

La kelazione può essere fatta in qualsiasi posizione sia all'asciutto che in acqua.

LER in acqua calda

Si effettua in acqua calda a 37° con uno stringinaso e un boccaglio. Ci si mette in posizione di galleggiamento a pancia in giù. Un compagno o l'insegnante sostiene il soggetto sotto l'addome. Si effettua il respiro circolare con la bocca e con il boccaglio per 30 minuti, durante i quali possono essere stimolati i punti cervicali, cranici, auricolari, oculari e plantari (tavola 35). Per i restanti 30 minuti si effettua il respiro in posizione supina, in linea di galleggiamento, senza boccaglio. Un compagno sostiene il corpo sotto la schiena e l'altro o l'insegnante esegue sul lato interno di entrambi i piedi il massaggio metamorfico di Robert St. John attivando successivamente tutti i punti dello scenario di nascita dal concepimento alla nascita, passando per il punto del principio paterno e del principio materno (tavola 36). La tecnica metamorfica consiste nello sfiorare o tamburellare la zona laterale interna del piede, dall'area sotto-malleolare interna all'alluce, mantenendosi laterali (tavola 22). Lungo questa linea che rappresenta reflessologicamente la colonna vertebrale sono presenti punti evocatori di tutte le esperienze che abbracciano l'arco di tempo compreso dal concepimento alla nascita. Accoppiare questa tecnica al respiro circolare porta all'attivazione di schemi energetici bloccati e congelati nella memoria cellulare.

LER in acqua fredda

Si esegue in acqua con temperature da pochi gradi a 18°. Si può effettuare anche in torrenti di montagna. Non necessariamente si deve respirare in immersione col boccaglio, in quanto è possibile anche la respirazione in piedi con la testa fuori dall'acqua. Vengono anche qui stimolati vari punti.

Lo scopo di questa tecnica è risvegliare le pulsioni di morte, integrarle e quindi superarle. Riuscire a effettuare un respiro circolare regolare in situazioni come questa fa superare la dualità polare vita/morte e da un senso incredibile di potenza ed energia.

Il respiro tantrico

Consiste nel respirare in varie posizioni ad occhi aperti guardando i propri occhi in uno specchio o guardando negli occhi un'altra persona o gli occhi di un'altra persona in fotografia (di solito uno dei due genitori). Durante la respirazione vengono stimolati vari segmenti con priorità al segmento oculare e orale (tavole 37 e 38).

Si tratta di una tecnica molto forte, capace di dare risultati notevoli.

Tecniche di respirazione cromatica

Durante la respirazione si effettuano bagni cromatici all'asciutto o in acqua e/o si danno suggestioni per la respirazione delle varie frequenze cromatiche. Successivamente si esprime il proprio vissuto attraverso la sovrapposizione con le mani dei tre colori base (rosso, giallo, azzurro) su dei fogli su cui si è tracciato il contorno del proprio corpo. Successivamente si lavora sulle figure ottenute con il respiro tantrico.

Tecniche della plasmazione dinamica

Si lavora con il respiro e con la creta per far nascere attraverso il respiro delle forme dinamiche. Successivamente si lavora sulle forme ottenute da un punto di vista psicodinamico.

Queste ed altre tecniche fanno parte di percorsi LER avanzati che esulano dalla trattazione di questo libro.

"Ricordatevi di questi insegnamenti, ricordatevi della chiara luce, la pura luce radiosa della stessa vostra natura. Essa è immortale".

Jack Kornfield

Testimonianze

"Nella 3ª seduta di Lavaggio Emozionale mi è stato chiesto di specchiarmi mentre effettuavo la respirazione.

E in quello specchio ho provato così tanto disprezzo per me stessa, come forse non ho mai nutrito in tutta la mia vita...

In un attimo è fuoruscita dalla mia bocca, con una forza inaudita, tutta la melma accumulata nei miei quarant'anni. Lo sgomento per ciò che stava accadendo non ha fermato la mia volontà di espellere immediatamente tutto quello che ormai era ammuffito dentro me!

Distendendomi successivamente sul lettino e continuando a respirare, è affiorata in modo molto violento l'emozione negativa che aveva causato il mio disprezzo allo specchio: l'approccio erotico con individui di diverso o dello stesso sesso nel periodo dell'infanzia/adolescenza, che mi ha fatto 'sentire' una *criminale* per ben 30 anni...

Ho nascosto questa 'vergogna' oltremodo, che mi ha fatto sentire *impura* e che mi ha ostacolata in tutti i rapporti interpersonali.

Nella fase successiva del rilassamento in posizione fetale, è avvenuta l'integrazione: me stessa come osservatrice di quell'episodio così innocente e 'naturale', con un profondo senso di tenerezza e amore verso quella ragazzina che ho punito così ingiustamente...".

Daniela L.

"Ero entusiasta di poter offrire e ricevere il Lavaggio Emozionale LER. Quando l'ho offerto ero commossa nel sentire l'energia che pulsava nelle mie mani diffondersi nella persona affidata a me. Ascoltavo il suo respiro e mi sembrava di sentire i suoi pensieri, le sue emozioni.

Quando poi ho preso il suo posto affidandomi a lei ho sperimentato l'amore con cui lei mi avvolgeva (non mi viene un verbo adatto). E ho sentito una grande quantità di energia che fluiva nel mio corpo, facendolo vibrare, liberandolo da tutta la zavorra di pensieri inutili, tristi, distruttivi.

Ho sentito che ogni singola cellula del mio corpo si purificava diventando quasi translucida, priva di ogni impurità.

Mi sono sentita di nuovo innocente come una bambina".

Susy G.

"Respiro 15 minuti tutti i giorni e almeno una volta alla settimana 30 minuti.

Finalmente, da sei mesi e ogni giorno, mi concedo per la prima volta un momento per andare dentro di me alla scoperta delle mie emozioni.

Ammetto di avere iniziato questo lavoro interiore sistematico perché terrorizzata; ero davanti ad un bivio: arrendermi alla paura di una diagnosi di glaucoma – con tutto ciò che mi riporta questa malattia in termini di ricordi di mia nonna cieca e di ansia personale di controllo estremo degli altri; fare qualcosa per me verso il recupero delle mie energie positive.

Sto provando a percorrere questo secondo cammino; sto cercando di contattare il bicchiere mezzo pieno, quello che il respiro mi dice e mi fa sentire: io non sarò mai sola e posso guarire.

Il respiro consapevole mi sta insegnando ad essere consapevole delle mie emozioni al di là dei processi mentali che mi hanno portato sempre nella vita a 'capire' magnificamente tutto, ma a 'sentire' paurosamente meno. Respirando è come se fossi in presa diretta col mio cuore e con le mie paure primordiali, quelle che spesso mi hanno bloccata nell'espressione più vera e bella di me e che ora si stanno sciogliendo lentamente. Sono più dolce e sorridente, sono più fiduciosa e accogliente.

L'esperienza che ho fatto ultimamente sul lavaggio emozionale LER è stata in questo mio percorso interiore molte forte e significativa.

Molte volte, nel corso del seminario, avrei voluto scappare ma sono rimasta fino in fondo. Quando, mentre respiravo, mi hanno toccato lo stomaco, ho avuto la sensazione che avessi ancora molto da digerire ma che stessi iniziando a farlo proprio partendo dai miei genitori interiorizzati, quelli che mi controllano dall'interno e che imbrigliano la mia anima con la paura.

Il tocco mi ha permesso di contattare il disagio ed il respiro mi ha dato la forza e la possibilità di riportarlo in superficie ed iniziare il processo della 'digestione'.

Respirando respirando sto riuscendo a fare vivere dolcezza e amore dentro di me e sono certa che avrò sempre meno timore di accettarmi e concedermi di essere proprio come sono, anche con la forza delle mie debolezze".

Nicoletta B.

"Il mio approccio con il rebirthing non è stato un colpo di fulmine, ma una lenta e inesorabile vittoria sui miei attacchi di panico, sulle mie paure e sui sensi di colpa.

Una semplice respirazione e una pressione in punti precisi del mio corpo sono riusciti ad infondermi una carica vitale e la consapevolezza che Io sono e sarò sempre il centro del Mio mondo".

Caterina C.

"Partecipare a un seminario di Lavaggio Emozionale LER di 1° livello è stato per me un'esperienza unica.

Durante tutto il week-end le emozioni si sono succedute a ritmo incessante, dapprima con una maggior consapevolezza del proprio corpo, esercizi di *switching* e di carica/scarica energetica e poi un coinvolgimento di gruppo.

L'esperienza più emozionante è stata il lavaggio emozionale: distesa a terra in posizione supina inizio la respirazione consapevole.

Comincio ad avvertire movimenti energetici che partono dai piedi e risalgono lungo le gambe fino alla zona pelvica dove avverto dei forti dolori, continuo a respirare inviando energia in quella zona ma i dolori continuano. Comincio a invocare aiuto. "Mamma aiutami, perché non mi aiuti, mamma ho bisogno di te...".

Sentivo il bisogno di chiedere aiuto, qualcosa che non avevo mai fatto prima, ma soprattutto a mia madre.

A questo punto il maestro ha premuto con forza la zona dolorante e ho sentito come un flusso energetico che attraversava il mio corpo dal 1° chakra al 7° chakra.

Contemporaneamente ho sentito un'esplosione tipica di un parto, mi sono sentita rinata ma sotto una nuova luce, una luce azzurrina che avvolgeva tutto il mio corpo donandomi serenità e gioia.

Durante il lavaggio ho preso coscienza del mio blocco a livello mandibolare e ho visto quanta rabbia e impotenza avevo bloccata là. Ora le mie mandibole sono rilassate e quella rabbia è stata vista e lasciata andare. Mi sento finalmente libera!".

Marinella C.

"Il mio approccio al lavaggio è stato liberatorio, portavo sulle mie spalle un grande fardello, ero rigida e molto arrabbiata con me stessa, avevo tante volte analizzato in lunghi anni della mia analisi la rabbia e la responsabilità che definivo colpa, ma mai come ora sento di aver trovato la strada per far uscire dal mio corpo tutto quello che per anni mi ha gestito".

Giuseppina M.

Le Faq

Che differenza c'è tra rebirthing e LER?

Il rebirthing nasce in America per merito di Leonar Orr e si basa sul respiro circolare, consapevole che affonda le sue origini nelle tecniche yoga del pranayama. Il LER nasce in Italia in seno alle tecniche REM ed ha tra i suoi elementi fondamentali il respiro circolare, affiancato da molte altre tecniche occidentali (EMDR, Bioenergetica, Metamorfica) e orientali (punti di digitopressione cinesi, coreani, vietnamiti, giapponesi).

Ma il LER e il lavaggio energetico di Nader Butto sono la stessa cosa?

Il lavaggio energetico di Nader Butto utilizza inizialmente la stessa posizione base del LER. Ma in quest'ultimo si utilizzano anche le posizioni in piedi, seduti, in acqua calda e fredda. Inoltre il LER è concepito come una serie di sedute, minimo dieci, effettuabili singolarmente o in gruppo, con uno o due insegnanti (metodo della kelazione).

Nel LER si lavora molto sul periodo fetale, natale e sui primi anni di vita tenendo conto dei blocchi caratteriali e muscolari.

IL LER è una forma di meditazione?

Il LER non è meditazione, anche se può portare a stati di Samadhi, molto simili alla meditazione profonda. Potremmo dire che il LER non bypassa il corpo, ma passa attraverso il corpo per arrivare all'estasi del Sé.

Una seduta di LER può essere risolutiva per alcune patologie?

La malattia ha sempre alla sua origine un difetto di informazione, cioè un'informazione immagazzinata in modo non funzionale.

Il congelamento dell'informazione nella forma ansiogena diventa causa di disturbo patologico cronico.

Il LER libera dai legami con il passato, permette l'integrazione di emozioni bloccate vissute come negative e permette un cambio energetico profondo. È quindi un cammino di crescita interiore che può portare alla guarigione di alcune malattie.

IL LER è una terapia bioenergetica?

Assolutamente no, anche se ha in comune con questa alcuni esercizi e qualche posizione.

Inoltre la bioenergetica dice che la persona è il suo corpo, mentre noi consideriamo il corpo come il veicolo che mostra quale Karma contraddistingue l'individuo in questa incarnazione e quindi lavoriamo sul corpo per liberare l'essenza profonda spirituale dalle limitatezze che il corpo vuol fargli credere di avere.

Ci sono pericoli nel sottoporsi a delle sedute di LER?

Assolutamente no. Ogni persona automaticamente arriva dove può e vuole arrivare in quel momento della sua vita. Il cammino effettuabile con il LER è di crescita e di libertà. Al di là dell'apparente muro della paura c'è solo l'amore e la scoperta della propria vera identità.

Postfazione

Era l'11 agosto del '98 e ricordo con molta chiarezza le sensazioni che mi accompagnarono lungo la strada verso l'ospedale. Benché fosse una splendida e calda giornata d'estate e fossero ormai vicine le mie vacanze, avvertivo dentro di me uno strano malessere. Sentivo l'annunciarsi di una catastrofe ed intravedevo, allo stesso tempo, a conforto delle mie paure, un timido bagliore nel fondo del tunnel che stava per ingoiarmi. Mentre varcavo la soglia dell'ospedale sentii un brivido percorrermi la schiena. Interpretai immediatamente tutti i segnali che il corpo mi lanciava in un solo modo: la paura del cancro. Per un incomprensibile paradosso, sino ad allora, io – persona fortemente comunicativa e aperta – non avevo condiviso, con nessuno dei miei amici e familiari, questi apparentemente irragionevoli timori, minimizzavo i sintomi del malessere quando si presentavano e cercavo di cacciare in una parte ben nascosta di me il pensiero di una possibile malattia.

Dopo una manciata di minuti tutte le incertezze svanirono, la sentenza fu quella che più avevo temuto. Le profetiche intuizioni non mi risparmiarono il dolore e la disperazione che si impadronirono di me, ma nei giorni che seguirono, nel mio altalenante umore, tra sconforto e momentaneo sollievo, avevo una sola grande convinzione: non morirò se riuscirò a trovare la strada della guarigione dentro di me.

Sentivo che mi ero tradita. Avevo tradito quella parte di me bisognosa di amore e rispetto e sentivo che in qualche modo ciò aveva a che fare con il malessere fisico che mi trovavo a vivere e sopportare.

Eppure tante volte avevo sentito dire "ama te stesso", senza mai riflettere e capire fino in fondo il vero significato di questa profonda affermazione.

Tuttavia, nella necessità di avere un sostegno in quel terremoto che stavo vivendo, iniziai a cercare informazioni che potessero aiutarmi e così mi trovai tra le mani il libro di Louise Hay *Puoi guarire la tua vita*. Capii che quel libro faceva al mio caso e mi buttai avidamente nella lettura. Man mano che leggevo, però un pensiero mi diceva: "Non può essere così facile" e ancora: "In ogni caso una simile cura non può certo nuocermi". Mi procurai allora tutti i libri della scrittrice e di lì a breve sarei diventata una fervente sostenitrice della sua tecnica. Mi ero fermamente convinta che il vero cambiamento inizia con il capovolgimento dei propri pensieri e che soltanto ciò produce effetti estremamente benefici e positivi su se stessi. Stavo vivendo la stessa esperienza dell'autrice e questo mi spinse a mettere subito in pratica il suo metodo. Iniziai a farlo tutti i giorni e ciò mi permise di affrontare l'intervento chirurgico in un modo per me inaspettato. Tutto esternamente era come prima, ma il mio mondo interiore giorno dopo giorno si schiudeva e nonostante la gravità del momento gli eventi fluivano senza ostacoli.

Fui sistemata nella stanza che desideravo e mi riuscì persino di accettare con simpatia una suora del reparto che non riscuoteva tale sentimento tra gli altri ricoverati. Ero già in uno stato di accettazione e il mio cuore si apriva a nuove emozioni.

Così ben soli sette giorni dopo l'infausta notizia venne quello dell'intervento.

Mi stupii di non veder l'ora di affrontarlo. Avevo sempre pensato, immaginando una situazione simile a quella che stavo vivendo realmente, che la paura mi avrebbe paralizzata e che avrei desiderato anche il minimo rinvio. Invece stava accadendo proprio il contrario.

Mi prepararono all'intervento facendomi indossare un camice; poi, stesa su una lettiga, ci avviammo verso la sala operatoria. Avrei voluto però, già da quel momento, rivendicare il mio potere e la padronanza di me stessa rifiutandomi di lasciarmi trasportare e camminare, quindi, con le mie gambe. Non ho mai capito e accettato questo atto di costrizione che si perpetra nei confronti di chi deve subire un intervento. È il modo migliore per ribadire all'individuo che non è più padrone di se stesso.

Le mie amiche e mio fratello Gabriele mi accompagnarono fino alla porta dell'ascensore. Ero molto contenta di vedere intorno a me tanto amore ma non volevo per me compassione o pena, anzi, compresi subito che non volevo fare della mia malattia uno strumento di ricatto affettivo bensì un'occasione per conquistare la mia libertà interiore. "Una nuova certezza si affacciava in me: se il dolore non ha nessun valore la malattia non ha più motivo di essere".

Quando, dopo l'intervento, feci ritorno nella mia stanza trovai le mie carissime amiche Marilena e Claudia ad accogliermi. I postumi dell'anestesia mi facevano sentire come sospesa in un'atmosfera fluttuante e ovattata. Tutto mi giungeva attutito, ma ricordo con chiarezza che Claudia si avvicinò a me teneramente e mi sussurrò nell'orecchio: "Tu ce la farai".

Nei giorni successivi sopportai tutte le visite senza pensare troppo a ciò che stava accadendo. Ero distaccata, ma collaborativa e molto presente ai miei stati d'animo come mai prima di allora. Credo che il motivo fosse la conquistata determinazione nell'occuparmi di me stessa dopo anni di inerzia. Era la cosa più vera che avessi mai fatto.

Finalmente iniziavo a vedere quello che fino ad allora non avevo avuto il coraggio neanche di guardare. Sono stata onesta con me stessa e solo così ho potuto verificare che la mente 'mente' e il corpo 'non mente'. Certo, è una questione di onestà verso se stessi perché sempre mentiamo pur di non affrontare quello che temiamo ci possa far soffrire; ciò permette all'inconscio di gestire la nostra vita e senza renderci conto si sostituisce a noi e alla nostra pura essenza.

Più sono mascherate e sotterranee le nostre emozioni, le nostre ferite e i nostri limiti, più agiscono e condizionano la nostra vita. Quando, poi, un evento inaspettato e doloroso si realizza e rompe le nostre consolidate certezze, il muro che abbiamo costruito intorno a noi cede e si desidera gettare alle spalle il proprio passato ricominciando da capo.

Questa catarsi svela delle risorse profonde in un essere umano e portarle alla luce è una grande lezione di coraggio. Le certezze che nel tempo ci siamo dati costituiscono, paradossalmente, il pericolo e l'ostacolo maggiore al fluire della nostra evoluzione. Sono quelle che ci impediscono di cogliere il significato vero del nostro cammino. Molte persone preferiscono restare attaccate alla infida sicurezza dello status quo pur di evitare i dolori e le fatiche della crescita personale. E io temevo quest'avventura spaventosa e piena di pericoli ma era forte il desiderio di lasciarmi alle spalle ciò che tuttavia per me era familiare: l'aggressività.

Presto mi accorsi di non essere sola in questo cammino. In molti, tra coloro che conoscevo e frequentavo, era diffuso un malessere profondo che forzava il muro delle falsità e molti hanno tratto spunto di riflessione dalla mia esperienza.

Mi sorprendeva il fatto che i miei amici, nonostante la gravità della malattia, fossero certi della mia forza che del resto avevo sempre manifestato in ogni occasione della mia vita. Da un lato, un simile atteggiamento m'infondeva coraggio perché si confidava nelle mia abituale forza, dall'altro avvertivo una eccessiva vulnerabilità, e sentivo di dipendere totalmente dagli altri e dal loro sostegno.

Questa sensazione non era a me sconosciuta perché la mia aggressività e la mia forza avevano sempre nascosto quel timore-bisogno di dipendere dagli altri e fu allora che buttai giù la maschera, non volevo più essere schiava della mia effimera forza.

Uno dei paradossi della vita è che si possono godere appieno solo le cose che si è disposti a perdere e oggi godo della mia vera forza perché in quel momento sono stata disposta a perderla, così come sono stata disposta a perdere la mia identità e la mia immagine costruita per lasciar spazio a una identità autentica. Essere autenticamente umani, aperti e sinceri con se stessi è il dono più grande che ci si possa fare.

Effetti e conseguenze che l'immagine ideale ha sulle nostre esistenze sono molto sottili, a volte impercettibili. Dal momento che è impossibile essere alla sua altezza e che nonostante questo non siamo disposti a rinunciarvi, finiamo per attuare dentro di noi e verso di noi una vera e propria tirannia.

Siamo totalmente inconsapevoli che è impossibile raggiungere la perfezione che la nostra immagine ci richiede e ogni volta che i nostri tentativi in questo senso falliscono un senso di frustrazione si impadronisce di noi mascherando la nostra innocenza.

Questo senso di fallimento può essere cosciente, ma nella maggior parte dei casi non lo è e, comunque, non ci si rende conto che esso è dovuto al fatto di pretendere da se stessi qualcosa di impossibile. Per sfuggirlo poniamo in atto le più svariate strategie, ma la più frequente è quella di proiettare il nostro fallimento sugli altri, incolpandoli di ciò che non va.

Molte crisi nascono da questo conflitto interiore e le difficoltà esterne appaiono gravi non tanto per se stesse, ma per il significato che assumono quando sembrano provare che l'immagine ideale è falsa facendoci perdere fiducia.

Quando mi sono avvicinata al rebirthing ho incominciato ad accettare me stessa per come ero. Non avevo più bisogno di esagerare la mia forza o di difendermi incolpando gli altri, la vita o il fato; scoprire la verità mi ha fatto sentire veramente più forte, avevo un genuino rispetto per ciò che ero.

Giorno dopo giorno mi assumevo la responsabilità delle mie attitudini sbagliate, senza cercare di evitare le loro conseguenze. Fino a quando mi sono identificata con la mia aggressività e quindi con la mia immagine di donna forte questo era impossibile perché assumersi la responsabilità dei propri inconsapevoli errori equivale a dire: "È vero non sono come vorrei apparire". Questa emozione forte è la presa di coscienza di ciò che è nascosto nel nostro inconscio, ma il coraggio e la determinazione nel voler vedere e abbracciare quello che senza accorgercene finisce col gestire la nostra vita ci porta a realizzare il nostro sogno di autenticità.

Nei giorni che seguirono l'intervento ebbi l'opportunità di mettere in pratica ciò che avevo appreso leggendo, sentivo che era arrivato il mio momento. Erano sempre state le ragioni degli altri ad avere avuto il sopravvento, troppo spesso mi ero lasciata sopraffare, e troppo raramente avevo detto "no". Così, per la prima volta, cominciai ad avere una vaga idea della causa della mia malattia. Questo pensiero portò alla luce l'inconcepibile possibilità che fossi stata io a 'generare' la malattia. Nel corso di quelle tre settimane persi circa dieci chili, avevo uno stomaco ridotto, ma credo di non aver mai desiderato così tanto assaporare pizza, dolci e cioccolato come in quel periodo. Tutto sommato, quel soggiorno in ospedale fu piacevole, fu il primo passo verso un diverso approccio con me stessa. Mi fu di molto aiuto il mio innato ottimismo e il mio modo di affrontare la vita cercando di superarne i lati sgradevoli.

Molto seriamente sentivo che non potevo più usare i vecchi sistemi: avevo bisogno di qualcosa di diverso. Ero andata a finire in un buco nero e la mia energia vitale era stata seriamente compromessa. Non avevo mai avuto così tanta paura di qualcosa come ne avevo in quel momento perché sentivo che la mia vitalità abituale stava venendo meno.

Sapevo perfettamente che la malattia era la conseguenza e non la causa, il mio malessere profondo era iniziato infatti molto prima della diagnosi di cancro. Sentivo una guerra dentro di me senza avere la forza di affrontarla, sentivo che la mia malattia esercitava un potere sugli altri. Sentivo di avere tra le mani un biglietto di sola andata per la morte se non avessi trovato la giusta strada per recuperare le mie frammentate energie. Mi ero sempre comportata come un accumulatore di energia da spendere per gli altri. Ciò che fino ad allora non avevo notato è che agendo così avevo dissipato la mia carica tanto da non averne più per me.

In pratica mi ero svenduta e tuttavia non era stato utile agli altri. Presi coscienza di poter esercitare il mio potere prima di tutto per me stessa. Dovevo immediatamente ritrovare la mia fonte di energia per guarire. La mia malattia mi stava lanciando messaggi in tal senso: da un lato mi sollecitava a lavorare sulla mia personalità e dall'altro ciò non mi accontentava.

Pensai di rivolgermi a uno psicologo e mi sottoposi a due anni di sedute individuali e di gruppo con buoni risultati. Ma sin dall'inizio capii che esisteva un solo specialista in grado di dirmi tutto quello che c'era da sapere su di me: quello specialista ero io!

Giunsi così alla conclusione che dovevo cercare qualcosa che curasse la mia anima. Mi convinsi però che dovevo percorrere più strade per arrivare al mio scopo e, sempre bisognosa di sicurezze, non lasciai la psicoterapia – non potevo oltrepassare i limiti della mia natura – ma associai a questa la meditazione.

Queste idee ed esperienze totalmente a me nuove mi portarono per prima cosa a recuperare un po' della mia autentica energia. Ricominciavo ad avere fiducia, ormai pienamente consapevole che avrei dovuto dedicarmi contemporaneamente sia alla guarigione fisica che a quella spirituale e allora conobbi il rebirthing.

Tutti i giorni respiravo e meditavo: 'parlavo' spesso alle mie cellule, inviavo amore e protezione. 'Parlavo' con le mie cellule proprio come si parla ad una persona che ci sta a cuore. Non lo avevo mai fatto prima, avevo sempre pensato che cose del genere fossero da matti e avevo sempre nutrito un certo scetticismo di fronte a tutti i fenomeni scientificamente non spiegabili.

Sebbene fossi un'atea – come mi definivo allora – e non avessi mai creduto ai miracoli o al potere 'nascosto' della psiche umana, avvertivo la guarigione nel mio corpo avanzare giorno per giorno. Avrei certamente riso alla sola idea di sentire l'unione con Dio attraverso il respiro.

Oggi mi è chiaro quante occasioni abbia sprecato per colpa del mio modo miope di considerare le cose, e quanta serenità e armonia interiore si possa invece raggiungere attraverso un dialogo profondo con se stessi. La malattia mi ha offerto una delle più grandi opportunità della mia vita: io, che ero sempre stata così scettica, mi concessi il lusso di pensare che tutto fosse possibile, e cominciai a credere alla forza della mente.

Fu come partire da zero. Infatti anche il mio fisico, come quello di un bambino, ricominciò a nutrirsi con omogeneizzati. Tutto cominciava ad avere un valore assoluto per me. Mi trattavo come una neonata ed ero fiera di avere una mamma così come lo ero io; non mi ero mai occupata in modo così pieno e totale di me stessa. Non sapevo nulla delle emozioni, delle energie universali e fu una scoperta meravigliosa: lessi libri sul bambino interiore e scoprii la validità e l'importanza di una simile 'cura'. Ho verificato tutto sulla mia pelle.

Con questa mia intensa esperienza vorrei invitare le persone che mi leggeranno a prendersi molta cura di quel bambino che non muore mai. Il bambino che siamo stati è sempre presente dentro di noi, ricoperto dall'adolescenza, poi dalla giovinezza, in seguito dalla mezza età e poi dalla vecchiaia. Se si scende nella profondità di se stessi si ritroverà quel bambino interiore in tutta la sua innocenza.

Se lasciamo invece irrisolti i nodi della nostra nascita e della nostra prima infanzia essi continueranno a influenzare in modo determinante i nostri comportamenti, le nostre emozioni, e le nostre relazioni.

Come affermano le più antiche tradizioni religiose orientali la nostra più pura essenza è già presente in noi alla nascita e anche quando nel corso della nostra vita la perdiamo di vista e ne perdiamo i contatti resta sempre viva dentro di noi, in attesa di essere riscoperta e di rifiorire in una nuova nascita che diventerà la nostra vera ricchezza.

Enza Carifi

Il sorriso di Osvaldo

Il sorriso di Osvaldo approda un bel giorno a casa mia. Lo ha indirizzato un amico comune di Verona per fare una prova.

Osvaldo, però, decide in breve di sottoporsi a un ciclo completo di sedute e io sento intuitivamente tutte le sue belle potenzialità, mi fa impressione soprattutto quel suo modo autentico di esserci, per lui e per gli altri, di trovarsi pronto in modo spontaneo a offrire il proprio aiuto.

Alla fine del ciclo, sempre seguendo un intuito che mi fa immaginare di potere lavorare insieme gli propongo di seguire la formazione per diventare rebirther.

In fondo, a pensarci bene, i nostri percorsi di vita possono pure essere diversi, ma quello che mi spinge a credere che lui può essere un ottimo partner per il mio lavoro è la percezione profonda di alcuni aspetti che anche io sento vivi dentro di me e che ho reso ancora più veri con il respiro: primo fra tutti l'entusiasmo per la ricerca interiore che porta a scoprire sempre nuove cose e a tentare 'nuove guarigioni', poi la generosità d'animo nel sostenere gli altri, la giocosità leggera, la creatività.

Quello che naturalmente succede innanzitutto fra noi è che si instaura un vero e sano rapporto di amicizia, ancor più prezioso per me ed il mio cammino interiore perché finalmente mi libera da quel condizionamento, sedimentato dentro, che rende impossibile l'istaurarsi di un rapporto di amicizia tra uomo e donna.

Incominciamo insieme un percorso che dura ancora e che posso definire semplicemente come una ricerca ad andare sempre oltre ciò che già sappiamo, che già è acquisito e che, per me e Osvaldo, è la base per continuare a scoprire, ad arricchirsi, a formarsi l'anima.

Ci sottoponiamo entrambi, sostenendoci vicendevolmente, a sedute di rebirthing, di regressione, di ipnosi e infine di lavaggio energetico.

Abbiamo insieme lo stesso intuito che ci porta a sperimentare e ad applicare alla tecnica del lavaggio energetico il respiro consapevole e la stimolazione di punti trigger derivati dalla medicina cinese e dalle reflessologie tedesche e francesi.

Condividiamo in questo modo una preziosa scoperta: la stimolazione dolorosa o non dolorosa di certi punti del corpo, mentre si respira consapevolmente con il metodo del rebirthing che è in grado di attivare profondi processi emozionali e di farli emergere a livello fisico.

Considero questa una tappa molto significativa del nostro viaggio di amicizia e del nostro sodalizio professionale, che spero continuerà per la vita.

Enza Carifi

Bibliografia

Barbara M., *La Dottrina delle Costituzioni Umane*, Minerva Medica, Torino, 1957.

Batmanghelidj Fereydoon, *Il tuo corpo implora acqua*, Macro, Diegaro di Cesena (FC), 2004.

Begg Deike, *Rebirthing la terapia del respiro*, Armenia, Milano, 2000.

Bossy J., *Bases biologiques des reflexothérapies*, Masson, Paris, 1978 (Traduzione italiana: Negro F.E., Masson, Milano, 1977).

Bossy J., Lafont J.L., Maurel J.Cl., *Sémiologie en acupuncture*, Doin, Paris, 1980 (Traduzione italiana: Sponzilli O., Marrapese, Roma, 1981).

Bossy J., Prat-Pradal D., Taillandier J., *Les microsystèmes de l'acupuncture*, Masson, Paris, 1984.

Bourdiol R.J., *Le para-sympathique*, 3, 13-14, Moulins lès Metz, 1976.

Bourdiol R.J., 'Le système autonome périphérique en auriculo-medicine', in *Auriculo-medicine*, 1, 27-29, Moulins lès Metz, 1975.

Bourdiol R.J., 'Le système nerveux central en auriculo-medicine', in *Revue de auriculo-medicine*, Maissoneuve, 6, 3-9, 7, 10-14, 8, 7-11, 9, 9-11, Moulins lès Metz, 1977.

Braibanti Lorenzo, *Parto e nascita senza violenza*, Red Edizioni, Como, 1993.

Bucek R., *Lehrbuch der ohrakupunktur*, Haug, Heidelberg, 1994.

Butler A.B. e Hodos W., *Comparative Vertebrate Neuroanatomy: Evolution and Adaptation*, Wiley-Liss, New York, 1996.

Butto Nader, *Il settimo senso*, Edizioni Mediterranee, Roma, 1998.

Butto Nader, *Medicina universale e il settimo senso*, Edizioni Mediterranee, Roma, 2004.

Camattari Gianni, *Corso di Rebirthing e di Bioritmica*, De Vecchi, Roma, 1996.

Cattro A., *Natura, Nutrice Universale*, Luce-Macro, San Martino di Sarsina (FO), 1994.

Chopra Deepak, *Corpo senza età, mente senza tempo*, Sperling&Kupfer, Milano, 1994.

Coppola Fabrizio, *Ipotesi sulla realtà*, Lalli Editore, Poggibonsi, 1991.

Coudris Manuel David, *Vi sto parlando, colloqui tra madre e figlio prima della nascita*, Edizioni Mediterranee, Roma, 1990.

Craia Vittorio, *Il blocco oculare energetico*, Nuova Ipsa, Palermo, 1991.

Dahlke Rüdiger, *Malattia linguaggio dell'anima*, Edizioni Mediterranee, Roma, 1996.

De Luca Arturo, *Rebirthing la terapia della rinascita*, Xenia, Milano, 1995.

De Souzenelle Annick, *Il simbolismo del corpo umano*, Servitium editrice, Gorle (BG), 2000.

Dethlefsen Thorwald, *Malattia e destino*, Edizioni Mediterranee, Roma, 2000.

Dujany Ruggero, *Teoria e impiego pratico della Kinesiologia applicata*, Tecniche Nuove, Milano, 2000.
Entielle Carole, *Respire*, Elogia, Paris, 1996.
Falzoni Filippo, *Il respiro dell'anima*, Armenia, Milano, 1992.
Falzoni Filippo, *Rebirthing transpersonale*, Gallerani, Rusconi, 1996.
Ferrari Gabriella, *Dalla grande madre al bambino*, Edizioni Mediterranee, Roma, 1992.
Garrison Omar, *Tantra*, Astrolabio, Roma, 1966.
Gershon E.S. e Rieder R.O., 'Patologie mentali', in *Le Scienze*, 49, nr. 291; 97-105, 1992.
Gleditsch Jochen M., *Riflessoterapie*, Red, Como, 1991.
Greenwald Ricky, *L'EMDR con bambini e adolescenti*, Astrolabio, Roma, 2000.
Grobglas André, Levy Jaques, *Traité d'acupuncture auriculaire*, Publi Réal, Paris, 1975.
Grof Stanislav, *La mente olotropica*, Red, Como, 1996.
Guerriero G., 'Quando l'anima si sente in trappola', in *Le Scienze*, 59, nr. 349; 32, 1997.
Häfner Heinz, 'Le cause della schizofrenia', in *Le Scienze*, 54, nr. 318; 30-38, 1995.
Hay Louise, *Puoi guarire la tua vita*, Armenia, Milano 1993.
Hillman James, *Il codice dell'anima*, Adelphi, Milano, 1997.
Holdway Ann, *Iniziazione alla Kinesiologia*, Edizioni Mediterranee, Roma, 1999.
Isnard Guillemette, *La memoria del bambino*, Xenia, Milano, 1993.
Jampolsky Gerald, *Scorciatoie verso Dio*, Macro, Diegaro di Cesena (FC), 2001.
Janus Ludwig, *Come nasce l'anima*, Edizioni Mediterranee, Roma, 1997.
Jasmuheen, *Nutrirsi di luce*, Edizioni Mediterranee, Roma, 1998.
Jodorowsky Alejandro, *La danza della realtà*, Feltrinelli, Milano, 2004.
Jodorowsky Alejandro, *Psicomagia*, Feltrinelli, Milano, 2001.
Jung Carl Gustav, *Ricordi, sogni e riflessioni*, Bur, Milano, 1999.
Kandinsky Wassily, *Lo spirituale nell'arte*, Ed. SE srl, Milano, 1989.
Leboyer Frédérick, *Diario di una nascita*, Fabbri, Milano, 1996.
Leboyer Frédérick, *Per una nascita senza violenza*, Bompiani, Milano, 1998.
Leonard Jim, *Rebirthing, tecniche per integrare corpo, mente e spirito*, Astrolabio, Roma, 1988.
Lewis Tennis, *Respirazione naturale*, Tecniche Nuove, Milano, 1999.
Lombardozzi Marco, *Il Farmaco dell'inconscio*, Riza Libri Editore, Milano, 1982.
Lombardozzi Marco, *Asma e Omeopatia*, Macro, Diegaro di Cesena (FC), 2000.
Lombardozzi Marco, *Iniziazione alle Energie Sottili*, Edizioni Mediterranee, Roma, 2004.
Lowen Alexander, *Bioenergetica*, Feltrinelli, Milano, 2000.
Lowen Alexander, *Il linguaggio del corpo*, Feltrinelli, Milano, 1999.
Lowen Alexander, *Il tradimento del corpo*, Edizioni Mediterranee, Roma, 1982.
Manchino Luciano, www.Bioenergetic.it
Mandel Bob, *Una vita più ricca*, Futura, Roma, 1999.
Maurer Daphne e Charles, *Dalla parte del neonato*, Muzzio, Padova, 1993.
Minett Tunnel, *Respirare bene fa bene allo spirito*, Meb, Padova,1996.
Nogier Paul, Nogier Raphael, *L'homme dans l'oreille*, Maisonneuve, Sainte Ruffine, 1979.
Orr Leonard e Halbig Konrad, *Il libro del rebirthing*, Edizioni Mediterranee, Roma, 1996.
Osho, *Iniziazione alla meditazione*, Edizioni Mediterranee, Roma, 1999.
Osho, *La comprensione suprema, Tantra*, Bompiani, Milano, 1997.
Paciotti Iris, *L'amore creativo*, Edizioni Mediterranee, Roma, 1998.
Pert Candace B., *Molecole di emozioni*, Corbaccio, Milano, 2000
Popp Fritz Albert, *Nuovi Orizzonti in medicina. La teoria dei biofotoni*, IPSA, Palermo, 1985.
Potschka Freddy, *Toute la Kinésiologie*, Le Souffre d'or, Barret le Bas, 1990.
Quirico Ettore e Pedrali T., *Punti e meridiani di agopuntura*, UTET, Torino, 1992.

Ray Sondra e Mandel Bob, *Il segreto della personalità*, Armenia, Milano,1996.
Ray Sondra, *Colora di amore la tua vita*, Armenia, Milano 1995.
Ray Sondra, *Vivi con amore*, Armenia, Milano, 1997.
Reid Daniel, *Il Tao della salute, del sesso, della longevità*, Edizioni Mediterranee, Roma, 2003.
Saint-Pierre Gaston e Boater Debbie, *Il massaggio che trasforma*, Edizioni Mediterranee, Roma, 1992.
Saint-Pierre Gaston e Boater Debbie, *Il massaggio che trasforma: principi della tecnica metamorfica*, Edizioni Mediterranee, Roma, 1987.
Saint-Pierre Gaston e Boater Debbie, *The metamorphic Technique*, Element Books Ltd., Tisbury, Wiltshire, 1982 (Traduzione italiana: Edizioni Mediterranee, Roma, 2003).
Scaligero Massimo, *Guarire con il pensiero*, Edizioni Mediterranee, Roma, 1999.
Schellenbaum, *La ferita dei non amati*, Demetra, Bussoleno (VE),1995.
Scovel Shinn Florence, *Il potere della Parola*, Armenia, Milano, 1997.
Screm Milena, *Il Rebirthing e l'acqua*, Meb, Padova,1997.
Screm Milena, *La storia del Rebirthing*, Meb, Padova, 1996.
Screm Milena, *Rebirthing, respirare per rinascere*, Armenia, Milano, 1993.
Shapiro Francine e Silk Forrest Margot, *EMDR*, Astrolabio, Roma, 1998.
Shapiro Francine, *EMDR*, McGraw-Hill, Milano, 2000.
Silburn Lilion, *La Kundalini o l'energia del profondo*, Adelphi, Milano, 1997.
Soldera Gino, *Le emozioni della vita prenatale*, Macro Edizioni, San Martino di Sarsina (FO), 2000.
Sponzilli Osvaldo, 'Alla ricerca dei nodi energetici con l' SP test. Naturopatia omeopatia', in *Riza*, 12, 15-19, Milano, 1984.
Sponzilli Osvaldo, *Applicazione del test dei colori di Lüscher nella diagnostica miasmatica* (Poster), Congresso Mondiale di Omeopatia, Capri (Italia), ottobre 1996.
Sponzilli Osvaldo, *Auricoloterapia e grandi riflessi*, AMERS, Roma, 1994
Sponzilli Osvaldo, *Auricoloterapia*, in Volume V, sez. 14, del *Trattato enciclopedico di anestesia, rianimazione, terapia intensiva* (Bellucci G., Damia G., Gasparetto A.), p. 97-104, Piccin, Padova, 1991.
Sponzilli Osvaldo, 'Breve storia dell'agopuntura auricolare', in *Giornale italiano di agopuntura*, C.I.C., 2, 105-106, Roma, 1980.
Sponzilli Osvaldo, 'Brevi cenni di semeiotica auricolare', in *Giornale italiano di agopuntura*, C.I.C., 3, 147-151, Roma, 1981.
Sponzilli Osvaldo, *Cromopuntura: applicazioni pratiche* (Video), VBM Pictures, Trevignano R. (RM), 1998.
Sponzilli Osvaldo, 'E la stella marina si fece uomo. Naturopatia omeopatia', in *Riza*, 5, 19-21, Milano, 1983.
Sponzilli Osvaldo, 'Il microcosmo auricolare. Naturopatia omeopatia', in *Riza*, 14, 11-13, Milano, 1984.
Sponzilli Osvaldo, 'Il respiro del cosmo. Naturopatia omeopatia', in *Riza*, 2, 19-21, Milano, 1983.
Sponzilli Osvaldo, *Iniziazione alla cromoterapia*, Edizioni Mediterranee, Roma, 1998.
Sponzilli Osvaldo, 'Interazioni miasmi e costituzioni nell'equilibrio dinamico del fenotipo umano', in *Rassegna italiana di medicina omeopatica*, Palombi, 1,16-24, Roma, 1982.
Sponzilli Osvaldo, 'Medicina psicosomatica e medicina cinese', in *Giornale italiano di agopuntura*, C.I.C., 1, 27-34, Roma, 1982.
Sponzilli Osvaldo, 'Neuro-endocrino-immunologia ed omeopatia', in *Secondo natura*, Federico Ceratti editore, 39, 32-35, Vignate (MI), 1988.

Sponzilli Osvaldo, *Reflessologia auricolare e cranica*, Marrapese, Roma 1996.
Sponzilli Osvaldo, 'Wei: energia di difesa. Naturopatia omeopatia', in *Riza*, 8, 26-30, Milano, 1984.
Sponzilli Osvaldo, *Iniziazione alla guarigione esoterica*, Edizioni Mediterranee, Roma, 2002.
Stevenson Ian, *Bambini che ricordano altre vite*, Edizioni Mediterranee, Roma, 1991.
Tomatis Alfred, *La notte uterina*, Red, Como, 1996.
Ulsamer Bertold, *Senza radici non si vola*, Crisalide, Spigno Saturnia (LT), 1999.
Un corso in miracoli, Armenia, Milano, 1999.
Verny Thomas e Kelly John, *Vita segreta prima della nascita*, Bompiani, Milano, 1998.
Verny Thomas, *Le coccole dei nove mesi*, Bompiani, Milano, 1996.
Walther David S., *Kinesiologia applicata*, Systems D.C., Colorado, 1988.
Yamamoto Toshikatsu, *YNSA*, Axel Sprinter, Tokyo, 1998.
Yamamoto Toshikatsu, *YNSA*, Chun-jo Verlag, Freiburg, 1991.
Yogananda, *Affermazioni scientifiche di guarigione*, Astrolabio, Roma, 1974.
Yukteswar Swami Sri, *La scienza sacra*, Astrolabio, Roma, 1993.

Bob Mandel
Il sito di Bob Mandel
http://www.bobmandel.com/

Un corso in Miracoli
Il sito della fondazione
http://www.facim.org

http://www.birthpsychology.com/

http://www.archivio.it (Kunnen Walter)

A chi rivolgersi per il LER:

AMIR – CSOCAP
Via Sabotino 2
00195 Roma
tel. 0637516391

Lavaggio Emozionale REM®
Dr. Osvaldo Sponzilli tel. 0637516391 – cell. 360350583
e Enza Carifi cell. 3392122384

A.E.L.E.
Associazione Europea Lavaggio Emozionale
Segreteria
Via Ascanio Rivaldi 15 00151Roma
tel. 0658202475

www.rebirthing.rm.it
www.sponzilli.it
www.lavaggioemozionale.com

Indice delle tavole fuori testo

Osvaldo Sponzilli

INIZIAZIONE ALLA

CROMOPUNTURA AURICOLARE

Tecnica indolore di guarigione

La superficie dell'orecchio, immagine di un piccolo feto capovolto, è un perfetto computer attraverso cui è possibile diagnosticare e curare in modo indolore squilibri e malattie. Questa è una meraviglia della creazione: un corpo fisico che contiene la rappresentazione olografica del tutto in varie sue parti. L'orecchio rappresenta, dunque, un immenso sistema di corrispondenze e di interrelazioni del grande sul piccolo, del generale sul particolare, dell'esterno sull'interno e viceversa, che invia segnali sullo stato di salute e al tempo stesso riceve informazioni energetiche elettromagnetiche attraverso fasci di luce colorata atti a ristabilire rapidamente e senza dolore lo stato di salute.

Osvaldo Sponzilli e Angelo Luciani

INIZIAZIONE ALLA

GUARIGIONE ESOTERICA

Floriterapia e fiori di Bach

La floriterapia come 'medicina vibrazionale' è di valissimo aiuto per guarire le ferite dell'anima e farci riconquistare quell'equilibrio psico-spirituale che riconduce sulla via del cuore, cioè del Dharma. La malattia altro non è se non 'mancanza d'amore' e quindi la comprensione delle emozioni, dei conflitti e degli stati d'animo disarmonici rappresenta un profondo cammino interiore verso la conoscenza di noi stessi e verso la consapevolezza del nostro compito in questa incarnazione.

Finito di stampare
nel mese di marzo 2005
presso la Tipografia S.T.A.R.
Via Luigi Arati, 12 - 00151 Roma